MARA KANE

Tschüss Diät-Wahn, hallo Leben!

Wie wir dem Kilo-Chaos entkamen und
mit Spaß & Aktivität unsere Form fanden.

Impressum:

Bibliografische Information der Deutschen Nationalbibliothek: Die Deutsche Nationalbibliothek verzeichnet diese Publikation in der Deutschen Nationalbibliografie; detaillierte bibliografische Daten sind im Internet über dnb.dnb.de abrufbar.

Die automatisierte Analyse des Werkes, um daraus Informationen insbesondere über Muster, Trends und Korrelationen gemäß §44b UrhG („Text und Data Mining") zu gewinnen, ist untersagt.

© 2025 Mara Kane, https://marakane.de

Verlag: BoD · Books on Demand GmbH, Überseering 33, 22297 Hamburg, bod@bod.de

Druck: Libri Plureos GmbH, Friedensallee 273, 22763 Hamburg

ISBN: 978-3-8192-3060-8

Inhaltsverzeichnis

Von Wunderpillen und Wunderwaffen...5

Low Carb, High Frust.. 10

Kohlsuppendiät: der Duft der Verzweiflung.................... 14

Paleo – Der Höhlenmensch will zurück in die Zivilisation................. 18

Die berüchtigte Eiweißbombe..22

Size Zero – Traum oder Albtraum einer Jeansgröße?..................... 26

Thomas auf Veggie-Diät: Schnitzel – ein ferner Traum.................... 29

WW, FDH & Co: Abkürzungen für Endlos-Frust............................ 32

Cheatday – Endlich wieder leben!..36

Gerührt, nicht geschüttelt: schlank mit Diätshakes...................... 40

Die Apfelessig-Kur: Sauer macht lustlos................................ 44

Suppenkasper meets Fastenkrieger.................................... 48

Jojo, der heimliche Mitbewohner.................................... 53

Wenn die Waage lügt.. 57

Fit wie ein Turnschuh, aber immer noch rund........................ 61

Wie man Männer von Gemüse überzeugt.............................. 65

Die Mikrobiom-Expedition.. 69

Ballaststoffe: Freund oder Feind auf dem stillen Örtchen?.............73

Wie man Wanderstiefel und Schrittzähler lieben lernt.................77

Radfahren für Anfänger.. 81

Usedom, wir kommen gerollt!..85

Vom Urlaub am Pool zum Gipfelglück................................ 89

Schlusswort.. 93

Von Wunderpillen und Wunderwaffen

Ich erinnere mich noch gut an den glorreichen Morgen, als die „Fat-Burner-Extreme-Plus"-Kapseln per Post kamen. Das war letztes Jahr im April, glaube ich. Der Sommerurlaub stand vor der Tür, und unsere Strandfiguren erinnerten eher an wohlgenährte Seekühe als an gazellenartige Meeresgötter. Ich hatte die Werbung online entdeckt, zwischen einem Artikel über „Zehn Katzen, die aussehen wie Brotlaibe" und einem Quiz „Welcher Gemüsesorte ähneln Sie am meisten?". Die Anzeige versprach das Blaue vom Himmel: „Verlieren Sie 10 Kilo in 10 Tagen – ohne Diät, ohne Sport!"
Thomas, mein pragmatischer, schnitzelliebender Gatte, hatte nur gemurrt: „Wenn das so einfach wäre, Sandra, wären wir alle schon längst unsichtbar." Aber ich, ewige Optimistin und Meisterin im Verdrängen unliebsamer Fakten, sah uns schon mit Sixpacks am Strand von Rimini flanieren.
Die Verpackung allein war schon ein Kunstwerk. Schillernd, mit Vorher-Nachher-Bildern, bei denen das „Vorher"-Model aussah, als hätte es gerade drei Weihnachtsgänse inhaliert, und das „Nachher"-Model so strahlte, als hätte es im Lotto gewonnen und gleichzeitig den Weltfrieden gestiftet. „Wissenschaftlich bewiesen!", prangte es da in goldenen Lettern. Welche Wissenschaft, das wurde nicht näher erläutert, aber hey, Gold! Das musste gut sein.
Wir starteten also voller Tatendrang. Jeweils eine dieser kobaltblauen Kapseln vor dem Frühstück, so die Anweisung. Ich schluckte meine mit einem visionären Lächeln. Ich spürte förmlich, wie die Fettzellen in Panik gerieten und Reißaus nahmen. Thomas hingegen beäugte seine Pille, als wäre sie ein winziges, feindseliges Alien. „Schmeckt komisch", brummte er, nachdem er sie mit einem halben Liter Kaffee runtergespült hatte. „Wahrscheinlich der Geschmack von purer Effektivität, mein Lieber", säuselte ich, während ich mir schon mental meine neue Bikini-Kollektion zusammenstellte.

Das Frühstück. Nun ja. Die Anweisung lautete ja „ohne Diät". Also interpretierte ich das großzügig. Ein kleines Croissant, ein bisschen Marmelade – schließlich brauchte der Körper ja Energie, um das Fett zu verbrennen, nicht wahr? Thomas, der sonst für ein gutes Steak seine Schwiegermutter verkauft hätte, aber morgens eher spartanisch unterwegs war, blickte sehnsüchtig auf mein Croissant. „Die Pille wirkt doch, oder? Dann kann ich doch eigentlich auch…" Ehe ich protestieren konnte, hatte er sich schon zwei Brötchen mit Nutella geschmiert. „Zur Sicherheit", meinte er mit vollem Mund, „damit die Pille auch was zu tun hat."

Gegen zehn Uhr im Büro fühlte ich mich seltsam. Nicht leichter, aber definitiv… hibbeliger. Meine Hände zitterten leicht, als ich versuchte, eine E-Mail zu tippen. War das die Fettverbrennung im Turbogang? Oder einfach nur der überdosierte Grüntee-Extrakt, von dem in winziger Schrift auf der Packungsbeilage die Rede war? Thomas rief an. Er klang, als wäre er gerade einen Marathon gelaufen und hätte gleichzeitig versucht, das Rätsel der Sphinx zu lösen. „Sandra, mir ist ganz duselig. Und ich hab Hunger. Ich glaube, ich brauch was Richtiges." „Aber Thomas, die Pille!", erinnerte ich ihn. „Ja, die Pille hat vielleicht meinen Verstand verbrannt, aber nicht mein Bauchfett. Ich geh jetzt in die Kantine. Currywurst ruft."

Mittags war von der anfänglichen Euphorie nicht mehr viel übrig. Ich knabberte lustlos an einem Apfel, den ich mir als „gesunde Ergänzung" zur Wunderpille eingepackt hatte. Die Hibbeligkeit war einer bleiernen Müdigkeit gewichen. Mein Magen grummelte. Die Kollegin neben mir packte genüsslich ihr mitgebrachtes Mittagessen aus: Nudelsalat mit Würstchen. Der Duft war eine Folter. „Alles okay, Sandra? Du siehst ein bisschen grün aus", meinte sie teilnahmsvoll. „Nur die Fettverbrennung", murmelte ich und träumte von einer riesigen Portion Pommes.

Thomas' Erfahrungsbericht am Abend war ähnlich ernüchternd. Nach der Currywurst sei es ihm zwar kurzzeitig besser gegangen, aber dann habe er sich gefühlt, als hätte ihm jemand den Stecker gezogen.

Er hatte sich nachmittags mit drei Tassen starkem Kaffee und zwei Schokoriegeln über Wasser gehalten, „um nicht am Schreibtisch einzuschlafen". Von Gewichtsverlust keine Spur. Eher im Gegenteil, wenn man die Kalorienbilanz des Tages betrachtete. „Diese Pillen sind Schrott", verkündete er und warf die restliche Packung demonstrativ in den Müll. „Oder wir haben sie falsch angewendet", versuchte ich noch zu retten, was nicht zu retten war. „Vielleicht hätten wir doch nur einen halben Teelöffel Magerquark dazu essen dürfen."

Aber das war ja nur der Anfang unserer Odyssee durch das Wunderland der Abnehmhelferlein. Nach den Pillen kamen die Shakes. „Ersetzen Sie zwei Mahlzeiten täglich durch unseren köstlichen Slim-Shake!", hieß es da. Köstlich. Das war eine sehr euphemistische Beschreibung für eine Flüssigkeit, die geschmacklich irgendwo zwischen feuchtem Pappkarton und der Erinnerung an eine Chemielaborstunde angesiedelt war. Wir hatten die Geschmacksrichtungen „Vanille-Traum", „Schoko-Sensation" und „Erdbeer-Explosion" bestellt. Der Vanille-Traum schmeckte nach eingeschlafenen Füßen, die Schoko-Sensation hatte eine unangenehme Ähnlichkeit mit Blumenerde, und die Erdbeer-Explosion war so künstlich, dass man Angst hatte, im Dunkeln zu leuchten.

Thomas, der tapfere Krieger, versuchte es morgens mit dem Schoko-Shake. Sein Gesichtsausdruck nach dem ersten Schluck war unbezahlbar. Eine Mischung aus Ekel, Unglaube und purer Verzweiflung. „Das soll ich jetzt jeden Tag trinken? Zweimal? Dafür ist das Leben zu kurz, Sandra." Er schaffte es drei Tage. Am vierten Tag fand ich ihn morgens heimlich in der Küche, wie er sich ein Wurstbrot schmierte. „Der Shake kommt später", log er, ohne mit der Wimper zu zucken. Ich tat so, als glaubte ich ihm. Meine eigene Shake-Erfahrung war nicht viel besser. Ich versuchte, den Geschmack mit pürierten Früchten zu übertünchen, aber der pampige Unterton des Pulvers drang immer wieder durch. Mittags im Büro, während die Kollegen zum Italiener gingen, löffelte ich traurig meine rosa

Plörre und fühlte mich wie ein Kaninchen, das zur Strafe Diät halten muss.

Danach folgten noch weitere Wunderwaffen, wie zum Beispiel der „Bauchweg-Gürtel 3000". Ein monströses Ding aus Neopren und Klettverschluss, das versprach, das Fett einfach wegzuschwitzen. Man sollte ihn beim Sport tragen, oder einfach nur im Alltag. Ich trug ihn beim Staubsaugen. Nach zehn Minuten fühlte ich mich wie ein Braten im Ofen. Geschwitzt habe ich, ja. Literweise. Aber das Fett schien davon unbeeindruckt. Thomas versuchte, ihn beim Fernsehen zu tragen. Nach einer halben Stunde stöhnte er: „Ich krieg keine Luft mehr. Und es juckt." Das Ende vom Lied: Der Gürtel landete in der hintersten Ecke des Schranks, direkt neben dem „Cellulite-Massagegerät", das sich anfühlte, als würde man von einem kleinen, wütenden Specht malträtiert.

Warum scheitern wir so oft schon nach dem Frühstück? Weil diese Wunderpillen und -waffen uns das versprechen, was wir uns am meisten wünschen: eine schnelle Lösung ohne Anstrengung. Sie appellieren an unsere Ungeduld und unsere Bequemlichkeit. Die Werbung ist so verführerisch, die Versprechungen so grandios, dass ein Teil von uns es einfach glauben will. Wir investieren Geld und Hoffnung, und wenn dann der erste Hunger nagt, die erste Nebenwirkung zwickt oder der Geschmack einfach unerträglich ist, ist die Enttäuschung umso größer.

Das Frühstück ist oft die erste Hürde. Man wacht auf, vielleicht schon mit einem schlechten Gewissen wegen des üppigen Abendessens vom Vortag. Dann nimmt man die Pille oder den Shake und denkt: „So, das Schlimmste ist getan." Aber der Körper lässt sich nicht so leicht austricksen. Er meldet Hunger, er meldet Unbehagen. Und weil die „Wunderwaffe" ja angeblich alles regelt, ist die Verlockung groß, sich dann doch das Nutella-Brötchen zu gönnen, als kleine Belohnung für die Entbehrung des geschmacklosen Shakes oder als Trost für das komische Gefühl im Magen nach der Pille. Man redet sich ein: „Das ist schon okay, die Pille fängt das ab." Oder: „Einmal ist keinmal, morgen halte ich mich strikt dran."

Und schwupps, ist der gute Vorsatz schon vor dem Mittagessen über Bord geworfen.

Diese ganzen Hilfsmittelchen suggerieren uns, dass wir die Kontrolle abgeben können, dass ein externes Produkt die Arbeit für uns erledigt. Aber Abnehmen, so mussten wir schmerzlich lernen, funktioniert nicht per Fernsteuerung. Es ist keine passive Angelegenheit. Es erfordert eine bewusste Entscheidung, jeden Tag, bei jeder Mahlzeit. Und es erfordert vor allem eines: Ehrlichkeit zu sich selbst. Keine Wunderpille kann eine ungesunde Ernährung oder Bewegungsmangel kompensieren. Sie kann höchstens unseren Geldbeutel erleichtern und unsere Frustration vergrößern.

Wir haben damals, nach der „Fat-Burner-Extreme-Plus"-Pleite und dem Shake-Desaster, noch viele andere Dinge ausprobiert. Von dubiosen Tees, die einen öfter aufs stille Örtchen schickten, als einem lieb war, bis hin zu Pflastern, die angeblich den Appetit zügeln sollten (Spoiler: taten sie nicht, außer man klebte sie sich direkt über den Mund). Jedes Mal die gleiche Spirale aus Hoffnung, kurzem Durchhaltewillen und schließlich dem großen Frust. Und jedes Mal war das Frühstück der erste Stolperstein auf dem Weg zum vermeintlichen Traumgewicht. Es war, als ob unser innerer Schweinehund genau wusste, dass er uns morgens am leichtesten zu Fall bringen konnte, bevor der Tag richtig begonnen hatte und unsere Willenskraft noch im Halbschlaf war.

Ja, diese Wunderpillen und Wunderwaffen waren ein teures und lehrreiches Kapitel. Sie haben uns nicht schlanker gemacht, aber definitiv um einige Illusionen ärmer. Und sie haben uns gezeigt, dass der Weg zur Strandfigur wohl doch nicht über den Postboten oder die Apotheke führt, sondern eher über den Gemüsehändler und den Schuhladen für neue Laufschuhe. Aber das ist eine andere Geschichte, die wir erst viel später entdecken sollten. Zuerst mussten wir uns noch durch den Dschungel der Express-Diäten kämpfen – und meistens schon vor dem zweiten Kaffee scheitern.

Low Carb, High Frust

So richtig fing alles an mit unserer glorreichen Low-Carb-Phase. Das war kurz nachdem die „Fat-Burner-Extreme-Plus"-Kapseln uns eher zu zittrigen Nervenbündeln als zu schlanken Gazellen gemacht hatten. Thomas, mein pragmatischer, aber für plötzliche Geistesblitze anfälliger Gatte, war auf ein YouTube-Video gestoßen. Ein sonnengebräunter Muskelprotz mit einem Lächeln so weiß, dass es fast schon schmerzte, erklärte da mit missionarischem Eifer, dass Kohlenhydrate der Teufel in Person seien. „Weg mit den Carbs, her mit dem Sixpack!", dröhnte es aus dem Laptop. Thomas' Augen leuchteten. „Sandra, das ist es! Wir streichen die Kohlenhydrate! Komplett! Dann sind wir bis zum Sommerurlaub nicht nur schlank, sondern quasi gemeißelt!"

Ich sah ihn an. Thomas und keine Kohlenhydrate? Der Mann, dessen Liebeserklärung an mich einst lautete: „Du bist fast so toll wie eine richtig gute Portion Pommes mit Mayo"? Der Mann, für den ein Abendessen ohne Brotbeilage oder Kartoffeln eine philosophische Krise auslöste? Das konnte ja heiter werden. Aber gut, ich war ja auch nicht ganz unschuldig. Die Vorstellung, ohne stundenlanges Schwitzen im Fitnessstudio plötzlich Bikinifigur-tauglich zu werden, hatte durchaus ihren Reiz. Also nickte ich tapfer. „Okay, Schatz. Probieren wir's. Low Carb. Wie schwer kann das schon sein?"

Berühmte letzte Worte.

Die erste Amtshandlung war die große Küchen-Säuberung. Ein Akt von geradezu biblischem Ausmaß. Nudeln aller Formen und Farben – meine geliebten Spaghetti, Penne, Farfalle – wanderten in eine Kiste für schlechtere (oder bessere?) Zeiten. Reis, Kartoffeln, das knusprige Bauernbrot vom Bäcker um die Ecke, ja sogar meine Notfall-Schokolade und Thomas' geheimes Kekslager im Werkzeugkasten – alles wurde verbannt. Es fühlte sich an, als würden wir einen Teil unserer Seele auslagern. Thomas versuchte, tapfer zu sein. „Denk an den Sixpack, Sandra! Denk an den Sixpack!"

Ich dachte eher an eine große Schüssel Carbonara.

Die ersten Tage waren… interessant. Frühstück bestand nun aus Eiern in allen Variationen. Rührei, Spiegelei, Omelett. Dazu vielleicht ein paar Scheiben Gurke oder Tomate. „Siehst du?", meinte Thomas am zweiten Morgen noch triumphierend, während er sein drittes Ei verdrückte, „Geht doch!" Ich lächelte gequält. Mein Magen grummelte leise, nicht vor Hunger, sondern vor Protest. Er wollte sein Marmeladenbrötchen. Mittags gab es dann Salat mit Hähnchenbrust oder Thunfisch. Abends ein Steak mit noch mehr Salat. Oder Fisch mit Gemüse. Es war alles sehr gesund, keine Frage. Aber es war auch… eintönig. Und irgendwie fehlte das wohlige Gefühl der Sättigung, das einem nur eine ordentliche Portion Kohlenhydrate schenken kann.

Die Stimmung sank proportional zum schwindenden Kohlenhydrat-Vorrat in unseren Körpern. Thomas, sonst die Ruhe selbst, wurde zunehmend gereizt. Jede Frage nach dem Abendessen klang wie eine Anklage. „Gibt's SCHON WIEDER Salat?" Ich selbst ertappte mich dabei, wie ich sehnsüchtig auf die Auslagen der Bäckereien starrte oder in Supermärkten andächtig die Nudelregale betrachtete. Es war, als hätte man einem Kind sein Lieblingsspielzeug weggenommen. Meine Gedanken kreisten nur noch um Brot, Nudeln, Kartoffelbrei. Ich träumte nachts von Bergen aus Pasta, die nach mir riefen. Thomas gestand, er hätte neulich fast in eine rohe Kartoffel gebissen, nur um das Gefühl wiederzuerleben.

Die versprochene Energie, die der Muskelprotz im Video angekündigt hatte („Ihr werdet euch fühlen wie neugeboren!"), blieb aus. Stattdessen fühlten wir uns oft schlapp, müde und hatten Konzentrationsschwierigkeiten. „Brain Fog" nannte das der YouTube-Guru. Ich nannte es „Nudel-Entzugserscheinungen". Thomas beklagte sich, er könne sich im Büro kaum noch auf seine Excel-Tabellen konzentrieren. Seine Lösung: noch mehr Kaffee und noch mehr Fleisch. Ich glaube, unser Metzger hat in diesen Wochen seinen Jahresumsatz gemacht.

Besonders kreativ wurden wir bei dem Versuch, unsere geliebten Kohlenhydrat-Klassiker zu ersetzen.

Da gab es zum Beispiel die berühmten Zucchini-Nudeln, auch „Zoodles" genannt. Mit einem Spiralschneider verwandelte ich grüne Zucchini in etwas, das entfernt an Spaghetti erinnerte. Serviert mit Tomatensoße und viel gutem Willen. Thomas' Kommentar nach dem ersten Bissen: „Schmeckt wie nasse Pappe mit Gemüsegeschmack. Kann ich bitte richtige Nudeln haben?" Dann kam der Blumenkohlreis. Geraspelter Blumenkohl, in der Pfanne angebraten, sollte Reis ersetzen. Das Ergebnis war... krümelig. Und schmeckte, nun ja, nach Blumenkohl. Auch der Versuch, Brot aus Mandelmehl und Leinsamen zu backen, endete in einem eher traurigen, bröseligen Etwas, das Thomas skeptisch als „Vogelfutter für Fortgeschrittene" bezeichnete.

Der soziale Aspekt war auch nicht zu unterschätzen. Einladungen zum Essen wurden zum Spießrutenlauf. „Ach, ihr esst keine Nudeln mehr? Auch keine Kartoffeln? Kein Brot? Was esst ihr denn DANN?" Wir wurden zu den komischen Gesundheitsaposteln, die bei jeder Feier mit ihrer eigenen Tupperdose voller Gemüse und Hähnchen auftauchten. Die Blicke der anderen waren eine Mischung aus Mitleid und Unverständnis.

Der Höhepunkt des Frustes war erreicht, als Thomas eines Abends vor dem Fernseher saß, eine Dokumentation über Italien schaute und ihm bei einer Nahaufnahme von dampfender Pasta die Tränen in die Augen schossen. „Sandra", schluchzte er fast, „ich kann nicht mehr. Ich brauche Nudeln. Ein Leben ohne Nudeln ist möglich, aber es ist sinnlos!" In diesem Moment hätte ich ihn umarmen und ihm den größten Topf Spaghetti kochen können, den unsere Küche hergab.

Wir hielten noch ein paar Tage durch, aber der Widerstand war gebrochen. Die Waage zeigte zwar ein paar Kilos weniger an – hauptsächlich Wasser, wie wir später lernten – aber der Preis dafür war einfach zu hoch. Die Lebensfreude war auf der Strecke geblieben. Wir waren nicht gemeißelt, sondern genervt.

Ein paar Tage nach jenem schicksalhaften Abend, als Thomas seine Nudel-Offenbarung hatte, schauten wir uns an. Und dann taten wir etwas ganz Verrücktes.

Wir fuhren zum Supermarkt und kauften Nudeln. Und Brot. Und Kartoffeln. Zu Hause kochten wir uns eine riesige Portion Spaghetti Aglio e Olio. Es war das beste Essen unseres Lebens. Jeder Bissen ein Fest. Die Glückshormone tanzten Tango in unseren Bäuchen.

Low Carb, High Frust. Das war die Lektion. Vielleicht funktioniert es für manche Menschen. Für uns war es der Beweis, dass manche Dinge im Leben einfach unverzichtbar sind. Und für uns gehören Nudeln definitiv dazu. Der Sixpack konnte warten. Unsere Seelen brauchten dringend Kohlenhydrate. Und wisst ihr was? Mit einem Lächeln im Gesicht und einer Gabel voller Pasta fühlt man sich gleich viel attraktiver.

Kohlsuppendiät: der Duft der Verzweiflung

Nachdem uns die Low-Carb-Tortur an den Rand des Nudelwahnsinns getrieben hatte, brauchten wir eine neue Strategie. Eine, die schnelle Ergebnisse versprach und idealerweise nicht unsere gesamte Lebensfreude und unsere sozialen Kontakte pulverisierte. Und da, ja da stießen wir auf den heiligen Gral der Blitzdiäten, den Klassiker, von dem schon unsere Großmütter ehrfürchtig (oder war es entsetzt?) flüsterten: die Kohlsuppendiät. Sieben Tage, so hieß es, und die Pfunde würden purzeln wie Herbstlaub im Sturm.

„Klingt doch super!", meinte Thomas, dessen Erinnerungsvermögen an vergangene Diät-Desaster erstaunlich kurz ist, wenn es um schnelle Lösungen geht. „Suppe ist doch gesund. Und Kohl auch. Was soll da schon schiefgehen?" Oh, mein naiver, hoffnungsvoller Thomas. Was schiefgehen konnte, war eine ganze Menge – und das meiste davon hatte mit Geruch zu tun.

Der Einkauf für diese glorreiche Woche war schon ein Erlebnis für sich. Ich glaube, der Gemüsehändler dachte, wir wollten eine Kleinstadt mit Kohl versorgen. Berge von Weißkohl, dazu Zwiebeln, Paprika, Sellerie – das Auto roch auf dem Heimweg schon wie ein Komposthaufen kurz vor der Explosion. Zu Hause begann dann die große Schnippel-Orgie. Thomas, der sonst eher selten freiwillig ein Messer in die Hand nimmt, es sei denn, es geht um das Zerlegen eines Grillhähnchens, half sogar mit. Wahrscheinlich aus purer Verzweiflung und der vagen Hoffnung, das Elend möge schneller vorübergehen, wenn er aktiv daran teilnimmt.

Der erste Topf Suppe war gigantisch. Er blubberte auf dem Herd vor sich hin und verströmte einen… nun ja, nennen wir es „charakteristischen" Duft. Ein bisschen erdig, ein bisschen schwefelig, mit einer dominanten Kohl-Note, die sich wie ein unsichtbarer Teppich in jeden Winkel unserer Wohnung legte. „Riecht doch gar nicht so schlimm", meinte Thomas noch tapfer, während er sich die erste Portion in den Teller schöpfte. Ich lächelte gequält.

Die Farbe der Suppe war ein unbestimmbares Braun-Grün, und die Konsistenz erinnerte entfernt an etwas, das man vielleicht in einem Hexenkessel erwarten würde.

Der erste Tag war Suppe, Suppe, Suppe. Morgens, mittags, abends. Dazu durften wir Obst essen, außer Bananen. Ich versuchte, mir meine Kohlsuppe mit Apfelstückchen schönzureden. Thomas stocherte missmutig in seiner Schüssel herum. „Ich hab jetzt schon das Gefühl, ich verwandle mich langsam in einen Kohlkopf", brummte er. Abends lag ein feiner Kohl-Dunst über dem Sofa. Selbst die Katze Minka, sonst ein unerschrockenes Tier, beäugte uns aus sicherer Entfernung mit einer Mischung aus Mitleid und Abscheu.

Tag zwei brachte die nächste Stufe der olfaktorischen Herausforderung. Zu der allgegenwärtigen Suppe gab es Gemüse, aber keine Erbsen, keinen Mais und keine Bohnen. Und vor allem: keine Kartoffeln! Der Kohlgeruch in der Wohnung hatte sich mittlerweile verfestigt. Er war nicht mehr nur ein Gast, er war eingezogen, hatte die Möbel imprägniert und schien sogar aus den Steckdosen zu kriechen. Wenn wir die Wohnung verließen, hatten wir das Gefühl, eine unsichtbare Kohl-Aura mit uns zu tragen. Ich bin mir ziemlich sicher, dass die Leute im Supermarkt einen größeren Bogen um uns machten als sonst.

Und dann begann das eigentliche Drama: die Nebenwirkungen. Kohl ist ja bekanntlich... verdauungsfördernd. Eine sehr diplomatische Umschreibung für das, was in unseren Eingeweiden vor sich ging. Unsere Wohnung wurde nicht nur zur Duftoase für Kohl-Aficionados, sondern auch zur Bühne für ein unerwünschtes Blasorchester. Es war, als hätten wir kleine, unsichtbare Trompeter in unseren Bäuchen, die zu den unpassendsten Momenten Fanfare spielten. Thomas versuchte, es mit Humor zu nehmen. „Wenigstens ist die Stimmung hier immer... beschwingt", meinte er, während er diskret das Fenster öffnete. Ich war weniger amüsiert, besonders als ich im Büro saß und beten musste, dass meine inneren Musiker eine Pause einlegten.

Die folgenden Tage hatten ihre eigenen, bizarren Regeln. Mal nur Obst und Suppe, mal Fleisch und Suppe, mal nur Gemüse und Suppe. Die Suppe blieb die Konstante, der rote (oder eher grünbraune) Faden, der sich durch unser Martyrium zog. Wir wurden zu Suppen-Zombies. Unsere Gespräche drehten sich nur noch darum, wie viele Teller Suppe wir schon geschafft hatten und wann dieser Albtraum endlich vorbei sein würde. Thomas entwickelte eine erstaunliche Kreativität darin, Ausreden zu finden, um keine Suppe essen zu müssen. „Ich glaube, ich bin allergisch gegen die Farbe Grün heute", oder „Mein Magen hat gesagt, er braucht eine Pause von flüssiger Nahrung."

Der Duft der Verzweiflung, er war real. Er hing schwer in der Luft, eine Mischung aus Kohl, enttäuschten Hoffnungen und unterdrückten Pupsern. Wenn wir Freunde trafen (was wir in dieser Woche tunlichst vermieden), fragten sie besorgt, ob bei uns etwas mit den Abflussrohren nicht stimme. Wir lächelten nur müde und murmelten etwas von „experimenteller Küche".

Am siebten Tag fühlten wir uns wie Überlebende einer Naturkatastrophe. Die Waage zeigte tatsächlich ein paar Kilos weniger. Aber zu welchem Preis? Wir waren schlapp, unsere Haut roch nach Kohl, und unsere sozialen Fähigkeiten hatten sich auf das Niveau von Einsiedlerkrebsen zurückentwickelt. Die Freude über die verlorenen Pfunde wurde sofort getrübt durch die Erkenntnis, dass wir nun wochenlang versuchen mussten, den Kohlgeruch wieder aus der Wohnung, aus unserer Kleidung und aus unseren Haaren zu bekommen.

Das erste Essen nach der Kohlsuppendiät war eine Offenbarung. Ein einfaches Käsebrot schmeckte wie ein Festmahl der Götter. Wir aßen langsam, genossen jeden Bissen und schworen uns, nie wieder, wirklich NIEMALS wieder, eine Kohlsuppendiät zu machen. Die verlorenen Kilos waren übrigens schneller wieder drauf, als wir „Jojo-Effekt" sagen konnten.

Die Kohlsuppendiät war der ultimative Beweis dafür, dass manche Dinge einfach zu gut (oder zu schrecklich) klingen, um wahr zu sein.

Sie hat uns nicht nur gezeigt, dass schnelle Lösungen oft die qualvollsten sind, sondern auch, dass der Duft von frisch gekochter Kohlsuppe für immer mit dem Duft purer Verzweiflung verbunden sein wird. Und manchmal, wenn der Wind ungünstig steht und ein Nachbar Kohl kocht, zucken wir immer noch zusammen und müssen uns gegenseitig versichern, dass alles gut ist und keine Suppenschüssel in Sicht.

Paleo – Der Höhlenmensch will zurück in die Zivilisation

Nach dem olfaktorischen und emotionalen Desaster der Kohlsuppendiät waren wir reif für etwas… Ursprünglicheres. Etwas, das nicht nach Verzweiflung roch, sondern nach Abenteuer, nach Wildnis, nach Mammutsteak am Lagerfeuer. Und da kam Thomas, mein ewig neugieriger Gatte, mit der nächsten genialen Idee um die Ecke: Paleo! Die Steinzeitdiät! Essen wie unsere Vorfahren, die Jäger und Sammler. Kein Getreide, keine Milchprodukte, keine Hülsenfrüchte, kein Zucker. Nur Fleisch, Fisch, Gemüse, Obst und Nüsse. „Stell dir vor, Sandra", schwärmte er, die Augen leuchtend wie bei einem kleinen Jungen, der gerade einen Dinosaurier entdeckt hat, „wir werden stark und widerstandsfähig wie Höhlenmenschen! Wir jagen unser Essen quasi im Supermarktregal!"

Ich war skeptisch. Mein innerer Höhlenmensch war eher der Typ, der gemütlich in der Höhle sitzt und darauf wartet, dass jemand anders das Mammut erlegt und ihm dann bitte die besten Stücke auf einem flachen Stein serviert. Aber Thomas war Feuer und Flamme. Er lud sich Apps herunter, die ihm zeigten, was ein echter Steinzeitmensch essen durfte und was nicht. Er begann, von artgerechter Ernährung zu philosophieren und beäugte unser Müsli, als wäre es Gift. „Das hätten Ötzi und seine Kumpels niemals angerührt!", verkündete er feierlich und verbannte die Haferflocken in die hinterste Ecke des Schranks.

Der Start in unser Paleo-Abenteuer war… fleischlastig. Sehr fleischlastig. Frühstück bestand oft aus Eiern mit Speck oder Resten vom Vorabend-Braten. Mittags gab es große Salate mit viel Hühnchen oder Fisch. Abends dann das große Fleisch- oder Fischgelage. Thomas war im Himmel. Endlich eine Diät, die seine carnivoren Gelüste nicht nur erlaubte, sondern geradezu zelebrierte! Er fühlte sich wie ein Alpha-Jäger, der gerade erfolgreich ein Wildschwein (in Form eines abgepackten Schweinefilets) erlegt hatte. Ich hingegen vermisste mein Brot. Und meinen Joghurt. Und Käse. Oh Gott, wie ich Käse vermisste!

Die ersten Tage waren noch von einer gewissen Pionier-Euphorie geprägt. Wir probierten neue Rezepte aus. Blumenkohl-Püree statt Kartoffelbrei (schmeckte überraschend gut, muss ich zugeben). Süßkartoffel-Pommes aus dem Ofen (ein kleiner Lichtblick am Paleo-Himmel). Wir knabberten an Nüssen und Beeren wie zwei Eichhörnchen auf Nahrungssuche. Aber irgendwann schlich sich eine gewisse Monotonie ein. Wie viele Variationen von „Fleisch mit Gemüse" kann ein Mensch ertragen, bevor er anfängt, von einer einfachen Scheibe Toast mit Butter zu träumen?

Thomas nahm seine Rolle als moderner Höhlenmensch sehr ernst. Er begann, im Supermarkt die Zutatenlisten mit der Akribie eines Archäologen zu studieren. „Ist da zugesetzter Zucker drin? Sind das auch wirklich Wildfang-Garnelen?" Manchmal, wenn er besonders frustriert war, weil er kein „artgerechtes" Mittagessen fand, murmelte er Dinge wie: „Früher war alles einfacher. Da hat man einfach ein Tier gejagt und es gegessen. Punkt." Ich musste ihn dann sanft daran erinnern, dass das Jagen eines Hähnchens im Kühlregal nicht ganz dasselbe ist wie die Verfolgung eines Mammuts durch die eiszeitliche Tundra.

Die Herausforderungen des Paleo-Alltags waren vielfältig. Essen gehen wurde kompliziert. „Haben Sie etwas ohne Getreide, ohne Milchprodukte und ohne Hülsenfrüchte? Ach, und bitte keinen Zucker." Die Kellner schauten uns meistens an, als wären wir gerade aus einer Zeitmaschine gestiegen. Oft endete es damit, dass wir einen trockenen Salat oder ein pures Stück Fleisch bestellten, während um uns herum die Menschen genüsslich Pasta und Pizza verzehrten. Es war hart.

Und dann war da noch die Sache mit dem „Zurück zur Natur"-Gefühl. Thomas versuchte, es wirklich zu leben. Er begann, barfuß im Garten herumzulaufen („Erdung ist wichtig!"). Er überlegte kurz, ob er sich einen Speer basteln sollte, ließ es dann aber doch bleiben, wahrscheinlich aus Angst vor den Reaktionen der Nachbarn. Ich ertappte ihn dabei, wie er im Wald nach essbaren Wurzeln suchte (er fand nur einen alten Autoreifen).

Es war, als ob der Höhlenmensch in ihm langsam, aber sicher die Kontrolle übernahm. Manchmal, wenn er mich mit diesem wilden, hungrigen Blick ansah, hatte ich kurz Angst, er würde mich als Nächstes jagen wollen.

Die größte Prüfung für unsere Paleo-Treue war jedoch der Verzicht auf Süßes. Kein Kuchen, keine Kekse, keine Schokolade. Das war für mich persönlich die Hölle auf Erden. Ich versuchte, meine Zuckerlust mit Datteln und Feigen zu befriedigen, aber es war nicht dasselbe. Thomas, der sonst nicht so der Süßigkeiten-Typ ist, begann plötzlich, von Gummibärchen zu fantasieren. „Nur ein einziges, klitzekleines Gummibärchen“, flehte er manchmal abends. „Das hätte der Höhlenmensch doch sicher auch gegessen, wenn er eins gefunden hätte!“

Nach ein paar Wochen Paleo fühlten wir uns… anders. Thomas behauptete, er hätte mehr Energie und fühle sich „urtümlicher“. Ich fühlte mich hauptsächlich Brot-hungrig und ein bisschen wie eine Außenseiterin in der modernen Zivilisation. Die Waage zeigte zwar ein paar kleine Erfolge, aber der Aufwand war enorm. Und ehrlich gesagt, so ein Leben als Jäger und Sammler im 21. Jahrhundert ist anstrengend. Ständig auf der Hut vor verstecktem Zucker und un-paleo-konformen Zutaten.

Der Wendepunkt kam, als wir auf einer Familienfeier waren. Es gab ein riesiges Buffet mit allem, was das Herz begehrt. Kuchen, Torten, Brot, Käseplatten. Wir standen davor wie zwei ausgehungerte Wölfe vor einem Schafstall. Thomas' Augen wurden immer größer. Der Höhlenmensch in ihm kämpfte sichtlich mit dem zivilisierten Thomas. Plötzlich griff er zu einem Stück Käsekuchen. „Ich kann nicht mehr!“, stöhnte er mit vollem Mund. „Der Höhlenmensch will zurück in die Zivilisation! Und er will Käsekuchen!“

Das war das Ende unserer Paleo-Ära. Wir hatten gelernt, dass es zwar interessant ist, sich mit den Essgewohnheiten unserer Vorfahren zu beschäftigen, aber dass ein striktes Festhalten daran im modernen Alltag oft mehr Frust als Lust bringt. Wir haben ein paar gute Rezepte mitgenommen und essen vielleicht bewusster Fleisch.

Aber auf unser Brot, unsere Nudeln und ja, auch auf ein Stück Kuchen ab und zu, wollen wir nicht mehr verzichten. Der Höhlenmensch in uns darf ab und zu mal raus, aber meistens ist er doch ganz froh, wenn er sich abends gemütlich mit einer Scheibe Käse aufs Sofa kuscheln kann – ganz ohne jagen zu müssen.

Die berüchtigte Eiweißbombe

Nachdem der Höhlenmensch in Thomas wieder halbwegs zivilisiert war und wir dem Ruf des Käsekuchens gefolgt waren, dachten wir, wir hätten aus unseren Diät-Eskapaden gelernt. Falsch gedacht! Denn kaum hatten wir uns von den Strapazen der Steinzeitkost erholt, stolperten wir über die nächste Wunderwaffe im Kampf gegen die Kilos: die reine Eiweißdiät. Kein Fett, keine Kohlenhydrate, nur pures, unverfälschtes Protein. „Das ist es, Sandra!", verkündete Thomas mit der Überzeugung eines frischgebackenen Fitness-Gurus. „Muskeln bestehen aus Eiweiß. Wenn wir nur Eiweiß essen, bauen wir Muskeln auf und Fett ab. Logisch, oder?" Seine Logik war manchmal so bestechend einfach, dass sie fast schon wieder kompliziert wurde. Aber die Vorstellung, quasi im Schlaf Muskeln aufzubauen, während das Fett dahinschmilzt, hatte natürlich ihren Reiz.

Also starteten wir in unser nächstes kulinarisches Abenteuer, mit Eiweiß als Hauptdarsteller. Unsere Einkaufslisten wurden erschreckend monoton. Hähnchenbrust, Putenbrust, Fisch in allen Variationen (aber bitte nur die mageren Sorten!), Magerquark, körniger Frischkäse, Eiklar. Ich glaube, der Kassierer im Supermarkt hätte uns irgendwann für professionelle Bodybuilder gehalten – nur dass wir noch nicht so aussahen. Gemüse war zwar in kleinen Mengen erlaubt, aber der Fokus lag eindeutig auf tierischem Protein.

Die ersten Tage fühlten sich noch einigermaßen normal an, wenn man von der Tatsache absieht, dass jede Mahlzeit eine Variation von „gekochtes Hähnchen mit einem Hauch von Nichts" war. Thomas, der ja ohnehin eine Vorliebe für Fleisch hat, war anfangs noch recht zufrieden. Er experimentierte mit verschiedenen Gewürzen, um seinen Putenstreifen etwas Geschmack abzugewinnen. „Ein bisschen Paprika hier, eine Prise Chili da – fast wie richtiges Essen!", wollte er sich und mich überzeugen. Ich lächelte tapfer und versuchte, den Magerquark, den ich zum Frühstück löffelte, mit der Vorstellung von cremigem Sahnejoghurt zu verwechseln. Es gelang mir nicht.

Die Monotonie war erdrückend. Morgens Eiklar-Omelett oder Magerquark. Mittags gegrillte Hähnchenbrust mit ein paar Salatblättern. Abends gedünsteter Fisch mit einer halben Tomate. Es gab keine Soßen, keine Beilagen, die diesen Namen verdienten, keine kleinen Freuden für den Gaumen. Nur die reine, unerbittliche Proteinzufuhr. Mein Körper schrie nach Abwechslung, nach Textur, nach Geschmack. Vor allem aber schrie er nach Kohlenhydraten. Nach der wohligen Sättigung, die einem nur eine ordentliche Portion Kartoffeln, Nudeln oder Reis geben kann.

Ich begann, von Kartoffeln zu träumen. Nicht von irgendwelchen. Von goldbraun gebackenen Rosmarinkartoffeln. Von cremigem Kartoffelbrei mit einem Stich Butter. Von knusprigen Bratkartoffeln mit Zwiebeln und Speck. Nachts wälzte ich mich im Bett und sah Kartoffelfelder vor meinem inneren Auge. Tagsüber starrte ich sehnsüchtig auf die Kartoffelauslage im Supermarkt. Thomas bemerkte meine Obsession. „Schatz, alles in Ordnung? Du redest im Schlaf von Pellkartoffeln mit Quark."

Die versprochene Energie, die uns das viele Eiweiß liefern sollte, ließ auf sich warten. Stattdessen fühlten wir uns oft müde und antriebslos. Die Konzentration ließ nach. Und dann kam noch ein weiteres, eher unappetitliches Detail hinzu: der Atem. Eine reine Eiweißdiät kann, sagen wir mal, zu einem sehr speziellen Mundgeruch führen. Thomas und ich begannen, uns aus sicherer Entfernung zu unterhalten. Kaugummis wurden unsere besten Freunde.

Die sozialen Auswirkungen waren ähnlich wie bei unseren früheren Diät-Experimenten. Einladungen zum Essen wurden zur Herausforderung. „Nein danke, ich esse nur das Hähnchen. Ohne Soße, bitte. Und haben Sie vielleicht noch ein gekochtes Ei?" Man erntet dafür nicht unbedingt Applaus. Wir begannen, gesellschaftliche Anlässe zu meiden, um nicht ständig erklären zu müssen, warum wir uns so seltsam ernährten.

Thomas, der anfangs noch so begeistert war, begann langsam zu zweifeln.

„Ich hab zwar das Gefühl, meine Muskeln wachsen, aber ich bin ständig hungrig", gestand er eines Abends. „Und ehrlich gesagt, noch ein Stück trockene Pute und ich verwandle mich selbst in Geflügel." Er vermisste den Genuss. Ein saftiges Steak mit Kräuterbutter und Pommes. Einen Löffel Croutons im Salat. Tiramisu zum Nachtisch. Die kleinen Dinge, die Essen zu etwas Besonderem machen.

Der Tiefpunkt für mich war erreicht, als ich Thomas dabei erwischte, wie er heimlich ein uraltes Stück Käse aus dem Kühlschrank stibitzte. Nicht irgendeinen Käse. Einen fetten, würzigen Bergkäse aus besseren Tagen. Aus jener Zeit, als die Welt für uns noch Genuss bot. Der Inbegriff dessen, was wir eigentlich nicht essen durften. Er sah mich mit schuldbewusstem Blick an, den Käse noch halb im Mund. „Ich konnte nicht anders, Sandra. Mein Körper braucht Fett. Und Geschmack." In diesem Moment hätte ich ihm am liebsten den ganzen Käse entrissen und selbst gegessen.

Wir beschlossen, die reine Eiweißbombe zu entschärfen. Die Waage zeigte zwar wieder ein paar Kilos weniger, aber wir fühlten uns ausgelaugt und unzufrieden. Die Freude am Essen war komplett verloren gegangen. Es war nur noch eine Pflichtübung, ein mechanisches Zuführen von Protein. Das konnte nicht gesund sein, weder für den Körper noch für die Seele.

Als wir die Diät beendeten, war das erste, was ich tat, mir eine riesige Portion Salzkartoffeln mit Quark einzuverleiben. Es war himmlisch. Jeder Bissen ein Fest. Thomas bestellte sich eine Pizza mit extra viel Käse. Wir fühlten uns wie befreit.

Die Eiweißbombe hatte uns wieder einmal gezeigt, dass Extreme selten gut sind. Eine ausgewogene Ernährung, die alle Nährstoffgruppen berücksichtigt, ist eben doch der Schlüssel. Und ja, Eiweiß ist wichtig für den Muskelaufbau, aber ohne Kohlenhydrate als Energielieferant und ohne gesunde Fette fühlt sich der Körper einfach nicht wohl. Und Sandra ohne Kartoffeln, das geht schon mal gar nicht. Davon konnte mich auch die vielversprechendste Eiweißbombe nicht überzeugen.

Die Kartoffel-Träume sind zum Glück wieder verschwunden — meistens esse ich sie jetzt einfach, statt nur davon zu träumen.

Size Zero – Traum oder Albtraum einer Jeansgröße?

Nachdem uns die Eiweißbombe eher zu kartoffelsüchtigen Zombies als zu muskelbepackten Adonis-Figuren gemacht hatte, war klar: Eine neue Strategie musste her. Und wie immer, wenn wir ratlos vor unserem Spiegelbild standen und die Sommergarderobe bedrohlich eng wirkte, tauchte irgendein neuer, verheißungsvoller Trend am Diät-Himmel auf. Diesmal war es nicht irgendein Lebensmittel, das verbannt oder glorifiziert wurde, sondern ein Ziel. Ein magisches, fast schon mystisches Ziel: Size Zero. Die Kleidergröße, die in Hochglanzmagazinen als Nonplusultra der Weiblichkeit präsentiert wurde. Die Größe, die versprach, nicht nur in jede Jeans zu passen, sondern auch in ein neues, glamouröses Leben.

Thomas, mein pragmatischer Gatte, runzelte die Stirn. „Size Zero? Ist das nicht diese Größe für unterernährte Elfen? Sandra, du hast doch eine normale Figur. Wozu das Ganze?" Aber ich, geblendet von den Bildern perfekt gestylter Models, die scheinbar mühelos in winzige Kleidchen schlüpften, sah darin die ultimative Herausforderung. Wenn die das konnten, konnte ich das doch auch! Oder?

Das Problem war nur: Wie erreicht man Size Zero? Es gab keine klare Diät-Anweisung, keine Liste mit erlaubten oder verbotenen Lebensmitteln. Es war eher ein… Lifestyle. Ein Lifestyle, der, wie ich bald feststellen musste, hauptsächlich aus Verzicht, Hunger und einer ungesunden Fixierung auf Kalorien bestand.

Ich begann, Kalorien zu zählen. Jede einzelne. Die App auf meinem Handy wurde zu meinem ständigen Begleiter und gleichzeitig zu meinem schlimmsten Feind. Ein Apfel? 100 Kalorien. Ein Salatblatt? 5 Kalorien. Ein Gedanke an Schokolade? Gefühlte 1000 Kalorien und ein schlechtes Gewissen. Mein Leben drehte sich nur noch um Zahlen. Ich wusste genau, wie viele Kalorien ich noch durfte, um mein Tagesziel nicht zu überschreiten. Es war wie ein ständiges Rechenexempel, bei dem das Ergebnis immer lauten musste: „Weniger ist mehr."

Thomas beobachtete mein Treiben mit einer Mischung aus Besorgnis und Belustigung. „Schatz, du isst ja kaum noch was.

Gestern Abend bestand dein Abendessen aus drei Gurkenscheiben und einem Glas Wasser. Das ist doch nicht gesund." Ich winkte ab. „Das ist Disziplin, mein Lieber. Size Zero erreicht man nicht mit Schlemmerei." Innerlich knurrte mein Magen und flehte um Gnade.

Die sozialen Auswirkungen waren, wie immer bei unseren Diät-Eskapaden, fatal. Einladungen zum Essen wurden zum Albtraum. Entweder ich stocherte lustlos in einem winzigen Salat herum, während alle anderen schmausten, oder ich sagte gleich ab, um der Versuchung zu entgehen. Meine Freunde machten sich Sorgen. „Sandra, du bist so dünn geworden. Ist alles in Ordnung?" Ich lächelte gequält und versicherte ihnen, es ginge mir blendend. Dabei fühlte ich mich oft schlapp, müde und reizbar. Der ständige Hunger zerrte an meinen Nerven.

Die Jagd nach Size Zero wurde zu einer Obsession. Ich verbrachte Stunden vor dem Spiegel, analysierte jede vermeintliche Problemzone und verglich mich mit den unrealistischen Bildern in den Medien. Ich kaufte mir eine Jeans in Size Zero, obwohl sie noch nicht passte. Sie hing wie ein Mahnmal in meinem Kleiderschrank und flüsterte mir jeden Morgen zu: „Du bist noch nicht gut genug."

Thomas versuchte, mich aufzumuntern. „Sandra, du bist wunderschön, so wie du bist. Du brauchst keine Size Zero, um glücklich zu sein." Aber seine Worte drangen kaum zu mir durch. Ich war gefangen in dem Wahn, einem Ideal entsprechen zu müssen, das für die meisten Frauen unerreichbar und vor allem ungesund ist.

Der Wendepunkt kam an einem Tag, als ich versuchte, eben jene Size-Zero-Jeans anzuprobieren. Ich zog und zerrte, hielt die Luft an und versuchte, meinen Bauch einzuziehen, bis ich fast blau anlief. Irgendwann, mit viel Mühe und unter leisem Knirschen des Stoffes, schaffte ich es, den Knopf zu schließen. Ich stand vor dem Spiegel, triumphierend und gleichzeitig erschöpft. Und dann sah ich mich an. Wirklich an. Ich sah nicht glamourös aus. Ich sah nicht glücklich aus. Ich sah müde aus, ausgezehrt und irgendwie... traurig.

Die Jeans saß zwar, aber sie schnürte mir die Luft ab. Und plötzlich wurde mir klar: Das war es nicht wert.

In diesem Moment platzte die Size-Zero-Blase. Der Traum von der perfekten Figur, die in die kleinste Kleidergröße passt, entpuppte sich als Albtraum aus Hunger, Verzicht und Selbstzweifeln. Ich zog die Jeans wieder aus – was erstaunlich schnell ging – und atmete tief durch. Es war, als hätte ich eine schwere Last von meinen Schultern genommen.

Thomas fand mich später weinend auf dem Bett sitzend. Er nahm mich in den Arm und sagte nichts. Er wusste, dass ich meine Lektion gelernt hatte.

Size Zero ist kein erstrebenswertes Ziel. Es ist ein ungesundes Ideal, das uns von der Modeindustrie und den Medien vorgegaukelt wird. Wahre Schönheit kommt nicht von einer bestimmten Kleidergröße, sondern von innen. Von Selbstakzeptanz, von Lebensfreude, von einem gesunden Verhältnis zum eigenen Körper.

Wir haben die Size-Zero-Jeans übrigens gespendet. Möge sie jemand anderem passen – oder besser noch, möge niemand das Gefühl haben, in sie passen zu müssen. Wir haben uns stattdessen eine große Pizza bestellt und das Leben gefeiert. Denn das Leben ist zu kurz, um ständig Kalorien zu zählen und einem unerreichbaren Ideal hinterherzujagen. Und eine Jeans, die einem die Luft abschnürt, kann niemals ein Traum sein. Höchstens ein modischer Albtraum, aus dem man schnellstmöglich erwachen sollte.

Thomas auf Veggie-Diät: Schnitzel – ein ferner Traum

Ich erinnere mich noch bestens an die Phase, als Thomas, mein Fleisch-und-Wurst-Connaisseur par excellence, beschloss, Vegetarier zu werden. Nicht für immer, nein, das wäre ja fast schon ein Weltwunder gewesen. Aber für eine „Testphase", wie er es nannte. Auslöser war, glaube ich, eine dieser aufrüttelnden Tierwohl-Dokumentationen, die er spätabends im Fernsehen gesehen hatte, wahrscheinlich direkt nach einer Sendung über die perfekte Zubereitung von Spareribs. Sein Gewissen hatte sich gemeldet, und plötzlich stand der Mann, der für ein gutes Steak seine Seele verkauft hätte, vor mir und verkündete: „Sandra, ich versuch's mal ohne Fleisch. Nur für ein paar Wochen. Mal sehen, wie das so ist."

Ich war, ehrlich gesagt, sprachlos. Thomas und kein Fleisch? Das war so, als würde man einem Fisch sagen, er solle doch mal das Landleben ausprobieren. Aber ich unterstützte ihn natürlich. Insgeheim freute ich mich ja auch ein bisschen darauf, neue Rezepte auszuprobieren und vielleicht sogar ein paar gesündere Gewohnheiten in unseren Alltag zu integrieren. Die Betonung lag auf „vielleicht".

Die erste Herausforderung war der Einkauf. Thomas stand vor dem Gemüseregal wie ein Entdecker vor einer unbekannten Landkarte. „Was ist das denn? Mangold? Und was macht man damit?" Ich erklärte ihm geduldig die Grundlagen der vegetarischen Küche, während er skeptisch einen Brokkoli beäugte, als wäre es ein außerirdisches Wesen. Sein Blick schweifte immer wieder sehnsüchtig zur Fleischtheke, wo die Schnitzel und Bratwürste verlockend in der Auslage lagen. Ein leises Seufzen entfuhr ihm. „Nur für ein paar Wochen", murmelte er sich selbst zu, wie ein Mantra.

Die ersten vegetarischen Mahlzeiten waren… gewöhnungsbedürftig. Für ihn. Ich zauberte Gemüsecurrys, Linsen-Dal, gefüllte Paprika. Es schmeckte mir ausgezeichnet. Thomas hingegen stocherte oft nachdenklich in seinem Essen herum. „Ist ja ganz okay", meinte er dann diplomatisch, „aber irgendwie fehlt was." Was fehlte, war klar: das Schnitzel. Oder die Bratwurst. Oder das Hacksteak.

Besonders schwierig wurde es, wenn wir auswärts aßen. Die vegetarische Auswahl in vielen Restaurants war damals noch nicht so üppig wie heute. Oft blieb ihm nur der obligatorische Salatteller oder Käsespätzle. Und Käsespätzle, so sehr er sie auch mochte, waren für ihn kein vollwertiger Ersatz für ein saftiges Stück Fleisch. Einmal bestellte er in einem gutbürgerlichen Gasthof einen „vegetarischen Teller". Er bekam eine Ansammlung von Beilagen: Salzkartoffeln, Erbsen und Möhren, etwas Rotkohl. Er sah mich mit einem Blick an, der Bände sprach. Es war der Blick eines Mannes, dem gerade sein größter Traum zerplatzt war – der Traum von einem panierten Schnitzel.

Die Gespräche am Abendbrottisch wurden zunehmend philosophischer. „Glaubst du, die Tiere wissen, dass wir sie nicht mehr essen?", fragte er einmal. Oder: „Wenn ich jetzt ganz viel Tofu esse, wachsen mir dann auch so Muskeln wie bei diesen veganen Bodybuildern?" Ich versuchte, seine Fragen ernst zu nehmen, musste aber oft innerlich schmunzeln. Mein Thomas, der plötzlich über die Ethik des Fleischkonsums und die Proteinzusammensetzung von Sojaprodukten sinnierte – das war schon ein Anblick für sich.

Er entwickelte eine erstaunliche Kreativität darin, Fleischersatzprodukte zu testen. Tofu-Würstchen, Soja-Geschnetzeltes, Seitan-Steaks. Manche davon waren erstaunlich gut, andere schmeckten, wie er es ausdrückte, „nach Pappe mit Gewürzen". Sein Gesichtsausdruck beim Probieren war oft unbezahlbar – eine Mischung aus Hoffnung, Skepsis und manchmal auch purer Enttäuschung.

Die größte Herausforderung für ihn war jedoch der Geruch. Wenn wir an einer Imbissbude vorbeigingen, an der gerade Bratwürste auf dem Grill brutzelten, blieb er stehen, schloss die Augen und sog den Duft tief ein. „Nur riechen", murmelte er dann, „schadet ja nicht." Ich hatte Mitleid mit ihm. Es war, als hätte man einem Kind den Lolli vor der Nase weggenommen.

Seine Träume wurden von Fleisch heimgesucht. Er erzählte mir morgens von gigantischen Schnitzeln, die auf ihn herabregneten, von Bergen aus Frikadellen und tanzenden Bratwürsten. „Ich glaube, mein Unterbewusstsein rebelliert", meinte er mit ernster Miene.

Nach drei Wochen war der Spuk vorbei. Wir saßen beim Abendessen, es gab Gemüselasagne (die erstaunlich gut geschmeckt hatte, wie er zugeben musste). Plötzlich legte er die Gabel nieder und sah mich an. „Sandra", sagte er feierlich, „ich habe eine wichtige Erkenntnis gewonnen." Ich war gespannt. „Ich habe Respekt vor allen Vegetariern. Das ist wirklich nicht einfach. Aber ich… ich bin einfach nicht dafür gemacht." Er holte tief Luft. „Ich brauche Fleisch. Nicht jeden Tag, nicht in Massen. Aber ab und zu. Ein gutes Stück Fleisch. Das gehört für mich einfach zum Leben dazu."

Ich lächelte. Ich hatte es geahnt. Aber ich war auch stolz auf ihn, dass er es durchgezogen hatte. Er hatte etwas Neues ausprobiert, seinen Horizont erweitert und vielleicht sogar ein bisschen bewusster über seinen Fleischkonsum nachgedacht.

Am nächsten Tag gab es Schnitzel. Thomas' Augen leuchteten, als er den ersten Bissen nahm. Es war, als hätte er den heiligen Gral gefunden. Er aß langsam, genoss jeden Moment. Und ich wusste: Mein Thomas war wieder ganz der Alte. Der Fleischliebhaber mit einem kurzzeitigen Ausflug in die vegetarische Welt.

Seitdem isst er deutlich weniger Fleisch als früher. Zudem achtet er mehr auf die Herkunft, gern auch in der Bio-Variante. Aber ganz darauf verzichten? Das wird er wohl nie schaffen. Schnitzel bleibt für ihn eben nicht nur ein Gericht, sondern ein Stück Lebensqualität. Und manchmal, wenn er ein besonders gutes Stück Fleisch auf dem Teller hat, seufzt er zufrieden und sagt: „Vegetarier sein ist bestimmt der richtige Weg. Aber vielleicht nicht unbedingt für mich. Und das… das hier… das ist einfach unschlagbar." Ich schaute auf ein Stück Schnitzel auf Thomas´ Gabel, das er stolz hochhielt. Und auch ich konnte ihm da in diesem Moment nicht wirklich widersprechen. Ein glücklicher Thomas ist schließlich auch ein ausgeglichener Thomas.

WW, FDH & Co: Abkürzungen für Endlos-Frust

Nach all unseren exotischen und teilweise extremen Diät-Experimenten – von der steinzeitlichen Mammutjagd im Supermarkt bis zur kohlsuppen-geschwängerten Duftwolke in unserer Wohnung – landeten wir irgendwann bei den Klassikern. Den Diäten, die mit griffigen Abkürzungen locken und versprechen, den Weg zur Traumfigur mit System und Struktur zu ebnen. WW (Weight Watchers, für die Uneingeweihten), FDH (Friss die Hälfte, für die ganz Pragmatischen) und diverse andere Drei-Buchstaben-Wunder, die in Frauenzeitschriften und Internetforen als der heilige Gral des Abnehmens angepriesen wurden. „Das muss doch funktionieren!", meinte Thomas, mein sonst so skeptischer Gatte, der aber bei jeder neuen Diät-Hoffnung wieder zum unerschütterlichen Optimisten mutierte. „Da steckt ein System dahinter! Das ist wissenschaftlich fundiert!" Ich war weniger überzeugt. Meine bisherige Erfahrung mit „Systemen" war, dass sie meistens dann versagten, wenn mein Heißhunger auf Schokolade ins Spiel kam.

Wir starteten also mit WW, dem Punktesystem des Grauens, äh, der Erleuchtung. Jedes Lebensmittel hatte einen Punktewert. Man bekam ein tägliches Punktebudget, und solange man in diesem Budget blieb, war alles paletti. Klingt einfach, oder? War es aber nicht. Die ersten Tage verbrachten wir damit, wie besessen Nährwerttabellen zu studieren und Punkte zu zählen. Ein Apfel – null Punkte, super! Eine Scheibe Brot – zwei Punkte, okay. Ein kleines Stück Schokolade – gefühlte hundert Punkte und ein sofortiges Überziehen des Tagesbudgets. Es war wie Tetris spielen mit Kalorien, nur dass man am Ende nicht stolz auf seinen Highscore war, sondern frustriert, weil man schon mittags alle Punkte verbraten hatte und der Rest des Tages aus Wasser und guter Laune (die sich rapide verflüchtigte) bestehen musste.

Thomas, der sonst eher der hemdsärmelige Typ ist, entwickelte eine geradezu pedantische Genauigkeit beim Abwiegen seiner Mahlzeiten. Jedes Brokkoliröschen wurde einzeln auf die Küchenwaage gelegt, jede Kartoffel kritisch beäugt.

„Schatz, hat diese Tomate wirklich nur null Punkte? Sie sieht irgendwie… kalorienreicher aus als die anderen." Ich versuchte, geduldig zu bleiben, während ich innerlich bereits die Punkte für ein imaginäres Stück Sahnetorte zusammenrechnete, das ich mir als Belohnung für diese Tortur gönnen würde – natürlich nur in meinen Träumen.

Die wöchentlichen WW-Treffen waren ein Erlebnis für sich. Eine Gruppe meist weiblicher Leidensgenossinnen saß im Kreis, beklagte die Verlockungen des Alltags und feierte jedes verlorene Gramm wie einen Lottogewinn. Es gab Erfolgsgeschichten, Rückschläge und viele gut gemeinte Ratschläge. „Versuch doch mal, deine Schokoladengier mit getrockneten Aprikosen zu stillen!" (Spoiler: Funktioniert nicht.) Ich fühlte mich ein bisschen wie bei den Anonymen Kalorienzählern. Thomas weigerte sich standhaft, an diesen Treffen teilzunehmen. „Das ist mir zu viel Gruppendynamik. Ich zähle meine Punkte lieber im stillen Kämmerlein."

Nach ein paar Wochen WW waren wir zwar ein paar Pfund leichter, aber auch deutlich gestresster. Das ständige Zählen, Wiegen und Planen hatte uns die Freude am Essen genommen. Spontane Restaurantbesuche? Ein Albtraum. Ein Stück Geburtstagskuchen bei der Kollegin? Der direkte Weg in die Punktehölle. Wir fühlten uns wie Sklaven eines Systems, das unser Leben diktierte.

Also probierten wir die nächste Abkürzung: FDH. Friss die Hälfte. Das klang herrlich unkompliziert. Keine Punkte, kein Wiegen, einfach von allem nur die Hälfte essen. Thomas war begeistert. „Das ist doch mal eine Ansage! Simpel und effektiv!" Die ersten Tage funktionierte es erstaunlich gut. Wir halbierten unsere Portionen und fühlten uns dabei fast schon rebellisch. Doch dann kam der Haken. Was ist die Hälfte von „nicht wirklich satt"? Noch weniger satt. Und was ist die Hälfte von einem kleinen Stück Kuchen? Eine Beleidigung für jeden Kuchenliebhaber.

Das Problem bei FDH war, dass es keine wirkliche Anleitung gab, WAS man essen sollte.

Man konnte also auch die Hälfte einer fettigen Pizza essen und sich dabei im Recht fühlen. Gesund war das nicht unbedingt. Und der ständige Hunger nagte an uns.

Thomas, der normalerweise einen gesunden Appetit hat, wurde zunehmend unleidlich. „Ich hab jetzt die Hälfte von meinem Schnitzel gegessen. Und was mach ich mit der anderen Hälfte? Die starrt mich vorwurfsvoll an!" Ich versuchte, ihn mit Gemüsesticks abzulenken, aber der Anblick eines halbierten Schnitzels ist schwer zu toppen.

Wir begannen, uns gegenseitig zu belauern. „Hast du wirklich nur die Hälfte von deinem Joghurt gegessen? Das sieht mir aber nach mehr aus!" Die FDH-Methode förderte nicht gerade das Vertrauen in der Beziehung. Und die Vorstellung, den Rest unseres Lebens nur noch halbe Portionen zu essen, war deprimierend. Es fühlte sich an, als würde man sich selbst ständig um den verdienten Genuss betrügen.

Neben WW und FDH gab es noch unzählige andere Abkürzungen und Diät-Programme, die wir im Laufe der Zeit mehr oder weniger erfolgreich (meistens weniger) ausprobierten. Die Brigitte-Diät, die Glyx-Diät, die Atkins-Diät in einer Light-Version. Jede versprach das Blaue vom Himmel, jede hatte ihre eigenen Regeln, Verbote und Verheißungen. Und jede endete früher oder später in Frustration.

Der gemeinsame Nenner all dieser Abkürzungs-Diäten war, dass sie uns das Gefühl gaben, ständig etwas falsch zu machen. Entweder hatten wir zu viele Punkte, zu viel oder das Falsche gegessen. Es war ein ewiger Kreislauf aus Hoffnung, Disziplin, kleinen Erfolgen und dann dem unvermeidlichen Rückfall, meist ausgelöst durch eine besonders hartnäckige Heißhungerattacke auf etwas absolut Verbotenes.

Irgendwann saßen wir wieder einmal vor unseren halbleeren Tellern (FDH-Phase) oder unseren akribisch berechneten Punkte-Mahlzeiten (WW-Rückfall) und sahen uns an. „Schatz", sagte ich, „ich glaube, diese Abkürzungen stehen nicht für Diät-Erfolg, sondern für Endlos-Frust."

Thomas nickte bedrückt. „Ich will einfach nur normal essen können, ohne ständig ein schlechtes Gewissen haben zu müssen oder das Gefühl zu haben, ich verpasse was."

Und das war vielleicht die wichtigste Erkenntnis unserer gesamten Diät-Odyssee. Dass keine Abkürzung, kein Punktesystem und keine noch so ausgeklügelte Regel uns dauerhaft glücklich und zufrieden machen kann, wenn sie uns die Freude am Essen nimmt und uns ständig das Gefühl gibt, unzulänglich zu sein.

Wir haben die Abkürzungen schließlich ad acta gelegt. Stattdessen versuchen wir seitdem, auf unseren Körper zu hören, uns ausgewogen zu ernähren, ohne uns alles zu verbieten, und uns regelmäßig zu bewegen. Das ist vielleicht nicht der schnellste Weg zur vermeintlichen Traumfigur, aber es ist definitiv der entspannteste und genussvollste. Und wenn wir doch mal Lust auf ein großes Stück Kuchen haben, dann essen wir es. Ganz ohne Punkte und ohne schlechtes Gewissen. Denn manchmal ist die beste Abkürzung zum Glück einfach die, die direkt durch die nächste Konditorei führt.

Cheatday – Endlich wieder leben!

Nach all den entbehrungsreichen Diät-Odysseen, den kargen Kohlsuppenwochen, den fleischlastigen Paleo-Exzessen und den punktgenauen Weight-Watchers-Kalkulationen, gab es ein Wort, das wie Musik in unseren Ohren klang, ein Leuchtfeuer der Hoffnung am Horizont des ewigen Verzichts: der Cheatday. Der eine Tag in der Woche, an dem alle Regeln über Bord geworfen werden durften, an dem Kalorien keine Rolle spielten und an dem man endlich wieder all das essen konnte, wovon man die restlichen sechs Tage nur sehnsüchtig geträumt hatte. Für Thomas, meinen sonst so disziplinierten, aber insgeheim immer hungernden Gatten, war der Cheatday der heilige Gral, der Feiertag der Gaumenfreuden, der Tag, auf den er hinfieberte wie ein Kind auf Weihnachten.

Die Vorfreude auf den Cheatday begann meist schon Tage vorher. Am Montagabend, nach einem kargen Salatdinner (Überbleibsel der aktuellen „Vernunft-Phase"), begann Thomas bereits, Pläne zu schmieden. „Samstag, Sandra, Samstag! Da gibt's erstmal ein richtiges Bäckerfrühstück. Mit Croissants! Und Nutella! Und dann mittags… Pizza! Eine riesige Pizza mit doppelt Käse und Salami! Und abends? Burger! Mit Pommes! Und als Nachtisch? Eis! Literweise Eis!" Seine Augen leuchteten bei jeder neuen kulinarischen Fantasie, und ich musste schmunzeln. Es war, als würde er eine Expedition ins Schlaraffenland planen.

Ich selbst war dem Cheatday gegenüber etwas ambivalenter. Einerseits freute ich mich natürlich auch darauf, mal wieder hemmungslos schlemmen zu können. Andererseits hatte ich immer ein bisschen Angst vor dem „Danach". Vor dem schlechten Gewissen, das sich unweigerlich einstellte, wenn man nach einem Tag der Völlerei wieder in den Diät-Alltag zurückkehren musste. Und vor der Waage, die am Sonntagmorgen meistens nicht gerade freundlich zu einem war.

Aber Thomas ließ keine Zweifel aufkommen. „Quatsch, Sandra! Der Cheatday ist wichtig für die Psyche! Und für den Stoffwechsel! Das sagen doch alle Fitness-Gurus! Man muss dem Körper ab und zu zeigen, dass er nicht verhungert, damit er nicht auf Sparflamme schaltet!" Ob das wissenschaftlich fundiert war, sei dahingestellt, aber es klang gut. Und es legitimierte unsere bevorstehende Fressorgie.

Der Cheatday selbst begann meistens schon früh morgens mit einem ausgiebigen Frühstück, das alle Diät-Regeln der vergangenen Woche mit Füßen trat. Statt Magerquark gab es Brötchen mit dick Butter und Marmelade, Eier mit Speck, Kakao mit Sahne. Thomas saß am Tisch, strahlte wie ein Honigkuchenpferd und stopfte genüsslich alles in sich hinein, was nicht niet- und nagelfest war. „Das Leben ist schön!", verkündete er mit vollem Mund und einem zufriedenen Grunzen.

Der Rest des Tages verlief ähnlich. Wir zogen von einer kulinarischen Sünde zur nächsten. Ein Besuch in der Lieblingseisdiele, ein Abstecher zur Dönerbude, ein Großeinkauf im Süßigkeitenregal des Supermarktes. Es war, als wollten wir alles nachholen, was wir uns die Woche über verkniffen hatten. Und noch ein bisschen mehr. Thomas entwickelte dabei eine erstaunliche Kapazität. Wo er unter der Woche schon nach einer halben Hähnchenbrust satt war, schien sein Magen am Cheatday keine Grenzen zu kennen.

Manchmal übertrieben wir es auch ein bisschen. Ich erinnere mich an einen Cheatday, an dem Thomas beschloss, eine ganze Familienpizza alleine zu essen. Er schaffte es. Aber danach lag er stöhnend auf dem Sofa und sah aus, als hätte er einen Medizinball verschluckt. „Ich glaube, das war ein bisschen viel", gestand er mit schwacher Stimme. „Aber es war lecker!"

Die Reaktionen unserer Umwelt auf unsere Cheatdays waren gemischt. Manche Freunde schüttelten verständnislos den Kopf. „Ihr esst die ganze Woche gesund und dann haut ihr an einem Tag alles wieder rein? Was soll das denn bringen?" Andere wiederum waren neidisch. „Oh, ich wünschte, ich könnte das auch! Aber ich hätte danach so ein schlechtes Gewissen."

Und ja, das schlechte Gewissen war ein ständiger Begleiter des Cheatdays. Am Abend, wenn der Bauch voll war und die Euphorie des Schlemmens langsam abebbte, schlich es sich an. Hatten wir es übertrieben? War jetzt die ganze Diät-Mühe der Woche umsonst? War der Cheatday wirklich eine gute Idee oder nur eine Ausrede, um mal wieder hemmungslos zu sündigen?

Thomas war da pragmatischer. „Ach was, Sandra! Morgen ist ein neuer Tag. Da wird wieder gesund gegessen. Der Cheatday ist wie ein Reset-Knopf. Man muss ab und zu mal Dampf ablassen." Und irgendwie hatte er ja recht. Der Cheatday war oft das Einzige, was uns durch die harten Diät-Wochen brachte. Die Aussicht auf diesen einen Tag der Freiheit, an dem man sich nichts verbieten musste, war oft die größte Motivation.

Natürlich ist der Cheatday keine Dauerlösung und wahrscheinlich auch nicht die gesündeste Art, mit seinem Essverhalten umzugehen. Aber in unserer Welt der ständigen Diät-Versuche und -Fehlschläge war er ein willkommener Lichtblick. Ein Tag, an dem wir uns nicht kasteien mussten, an dem wir einfach nur genießen durften. Ein Tag, an dem wir uns wieder wie normale Menschen fühlten, die Lust auf Pizza, Burger und Schokolade haben.

Und ehrlich gesagt, manchmal waren die Cheatdays die Tage, an denen wir uns am lebendigsten fühlten. Weil sie uns zeigten, dass Essen nicht nur Nahrungsaufnahme ist, sondern auch Genuss, Freude und ein Stück Lebensqualität. Auch wenn wir danach vielleicht ein bisschen Bauchweh hatten und die Waage uns böse ansah – die Erinnerung an den Geschmack von Freiheit und verbotenen Leckereien war es oft wert.

Mittlerweile haben wir gelernt, dass es vielleicht besser ist, sich nicht alles sechs Tage lang zu verbieten, um dann am siebten Tag maßlos zu übertreiben. Eine ausgewogene Ernährung mit gelegentlichen kleinen Sünden ist wahrscheinlich der gesündere und nachhaltigere Weg. Aber die Erinnerung an unsere epischen Cheatdays, an Thomas' strahlende Augen vor einem Berg von Pommes und an das Gefühl, endlich wieder richtig leben zu dürfen –

die bleibt. Und manchmal, an einem ganz normalen Dienstag, wenn der Heißhunger besonders groß ist, flüstert Thomas mir verschwörerisch zu: „Was hältst du von einem kleinen Mini-Cheatday?" Und dann wissen wir beide: Ein bisschen Verrücktheit muss manchmal einfach sein.

Gerührt, nicht geschüttelt: schlank mit Diätshakes

Nach all den mehr oder weniger erfolgreichen Versuchen, unsere überschüssigen Pfunde mit fester Nahrung zu bekämpfen, von Kohlsuppe bis Paleo-Steak, landeten wir irgendwann bei der flüssigen Alternative: den Diätshakes.

Das Versprechen war verlockend: Einfach ein Pulver mit Wasser oder Milch anrühren, trinken, und schwupps – die Kilos purzeln, während man mit allen wichtigen Nährstoffen versorgt wird. Kein lästiges Kalorienzählen, kein aufwendiges Kochen, einfach nur schütteln (oder rühren, dazu später mehr) und schlank werden. Thomas, mein ewiger Optimist in Sachen Blitzdiäten, war sofort Feuer und Flamme. „Das ist genial, Sandra! Das ist die Zukunft! Wir trinken uns einfach schlank!"

Der Einkauf der ersten Shake-Dosen war schon ein Erlebnis. Es gab sie in allen Geschmacksrichtungen, die man sich vorstellen konnte – und in einigen, die man sich lieber nicht vorstellen wollte. Vanille, Schoko, Erdbeere – die Klassiker. Aber auch exotischere Kreationen wie „Cookies and Cream", „Pina Colada" oder, mein persönlicher Favorit des Grauens, „Spargelcreme". Wer, bitte schön, will freiwillig Spargelcreme aus einem Shaker trinken? Thomas entschied sich für „Schoko-Nuss", ich mich für „Vanille-Traum". Die Namen klangen vielversprechend, fast schon wie Desserts. Die Realität sah leider anders aus.

Die erste Zubereitung war ein kleines Abenteuer. Die Anweisung auf der Dose lautete: „Pulver in Flüssigkeit geben und kräftig schütteln." Also füllten wir das Pulver in unsere brandneuen Shaker, gaben Milch dazu, Deckel drauf und los ging das Geschüttele. Thomas, mit der Energie eines Barkeepers, der einen komplizierten Cocktail mixt, schüttelte seinen Shaker, als gäbe es kein Morgen. Ich war etwas zurückhaltender. Das Ergebnis war... ernüchternd.

In Thomas' Shaker hatte sich eine schaumige, leicht klumpige Masse gebildet, die entfernt an einen missglückten Milchshake erinnerte. Der Geruch war intensiv schokoladig, aber auch irgendwie künstlich. Mein Vanille-Shake sah ähnlich aus, nur heller.

Der erste Schluck war ein Schock. Die Konsistenz war mehlig, der Geschmack süß, aber auf eine undefinierbare, chemische Weise. „Vanille-Traum" fühlte sich eher an wie ein Albtraum für die Geschmacksknospen. Thomas verzog das Gesicht. „Hm", meinte er diplomatisch, „gewöhnungsbedürftig. Aber wenn's hilft…"
Die nächsten Tage bestanden unsere Hauptmahlzeiten also aus diesen flüssigen Wundermitteln. Frühstück: Shake. Mittagessen: Shake. Abendessen: Manchmal eine „richtige", kalorienarme Mahlzeit, aber oft auch – Shake. Wir wurden zu wandelnden Shake-Automaten. Das Hungergefühl war erstaunlicherweise nicht so schlimm wie bei manch anderer Diät. Die Shakes sättigten tatsächlich für eine Weile. Aber die Freude am Essen? Die war komplett verschwunden. Es war, als würde man Benzin tanken. Notwendig, aber nicht gerade ein Erlebnis.
Und dann entdeckten wir das Geheimnis des „Nicht-Schüttelns". Eine Leidensgenossin im Internetforum hatte den ultimativen Tipp: „Bloß nicht schütteln, immer rühren! Dann wird's cremiger und nicht so schaumig." Wir probierten es aus. Und siehe da, es stimmte! Wenn man das Pulver langsam in die Flüssigkeit einrührte, entstand tatsächlich eine etwas angenehmere Konsistenz. Es war immer noch kein kulinarischer Hochgenuss, aber immerhin nicht mehr ganz so abschreckend. Thomas wurde zum Meisterrührer. Er zelebrierte das Anrühren seines Schoko-Nuss-Shakes wie ein Barista die Zubereitung eines perfekten Latte Macchiato.
Trotz der verbesserten Rührtechnik blieb die Monotonie. Jeder Tag schmeckte nach Vanille oder Schoko-Nuss. Wir versuchten, unsere Shakes aufzupeppen. Ein paar Beeren hier, ein Löffelchen Kakaopulver da (natürlich zuckerfrei!). Aber im Grunde blieb es immer dieselbe süße, mehlige Pampe. Ich begann, von knackigen Salaten und herzhaften Brotzeiten zu träumen. Thomas vermisste das Gefühl, etwas Richtiges zwischen den Zähnen zu haben. „Ich hab das Gefühl, meine Kaumuskulatur bildet sich zurück", klagte er.

Die sozialen Auswirkungen waren, wie so oft, nicht zu unterschätzen. Wenn Freunde zum Essen einluden, mussten wir entweder absagen oder mit unserem Shaker bewaffnet auftauchen und um ein Glas Milch bitten. Das sorgte für einige verwirrte Blicke. „Ihr trinkt... euer Abendessen?" Ja, taten wir. Und fühlten uns dabei wie Außerirdische.

Ein besonders denkwürdiger Moment war, als Thomas versuchte, seinen Shake unauffällig in einem Restaurant zu trinken. Er hatte das Pulver in einer kleinen Dose dabei und bestellte sich ein Glas Milch. Dann versuchte er, das Pulver unter dem Tisch in die Milch zu schütten und mit einem Kaffeelöffel umzurühren. Das Ergebnis war eine Sauerei und ein Kellner, der ihn ansah, als hätte er gerade versucht, Drogen zu konsumieren.

Die Waage zeigte zwar nach einigen Wochen tatsächlich ein paar Kilos weniger. Aber zu welchem Preis? Wir waren ständig müde von der Eintönigkeit, unsere Geschmacksknospen waren beleidigt, und die Freude am gemeinsamen Essen war auf dem Nullpunkt. Es fühlte sich nicht wie ein gesunder Lebensstil an, sondern wie eine medizinische Maßnahme.

Der Wendepunkt kam, als wir einen Werbespot für eine neue Geschmacksrichtung sahen: „Herzhafter Gulasch-Shake". Thomas und ich sahen uns an. Und dann brachen wir in schallendes Gelächter aus. Die Vorstellung, Gulasch aus einem Shaker zu trinken, war einfach zu absurd. Das war der Moment, in dem uns klar wurde, dass diese Shake-Diät nichts für uns war.

Wir wollten kauen. Wir wollten schmecken. Wir wollten die Vielfalt der Lebensmittel genießen. Auch wenn das bedeutete, dass die Kilos vielleicht nicht ganz so schnell purzelten.

Also setzten wir die Shakes ab. Das erste „richtige" Essen danach war eine Offenbarung. Ein einfaches belegtes Brot schmeckte wie ein Festmahl. Wir genossen jeden Bissen, jede Textur, jeden Geschmack.

Die Diätshakes waren eine Lektion in Sachen Genussverzicht. Sie haben uns gezeigt, dass schnelles Abnehmen oft mit einer erheblichen Einschränkung der Lebensqualität einhergeht.

Und dass das Geräusch eines rührenden Löffels in einem Shaker für immer mit dem Geschmack von künstlicher Vanille und der Sehnsucht nach einem richtigen Stück Kuchen verbunden sein wird. Bloß nie wieder schütteln. Und am besten auch gar nicht erst anrühren.

Die Apfelessig-Kur: Sauer macht lustlos

Nachdem wir uns durch flüssige Mahlzeiten und pulverisierte Gulasch-Fantasien gekämpft hatten, waren wir reif für etwas… Natürliches. Etwas, das nicht aus dem Chemielabor kam, sondern direkt aus Omas Hausapotheke. Und da stießen wir auf die Apfelessig-Kur. Ein Wundermittel, das nicht nur die Pfunde purzeln lassen, sondern auch den Stoffwechsel ankurbeln, die Verdauung fördern und für strahlende Haut sorgen sollte. Klingt nach einem Alleskönner, oder? Thomas, mein ewig experimentierfreudiger Gatte, war sofort angetan. „Apfelessig! Das ist doch gesund! Das hat schon meine Oma immer getrunken!" Ich war skeptisch. Meine Oma hatte Apfelessig hauptsächlich zum Entkalken des Wasserkochers benutzt, nicht zur Gewichtsreduktion. Aber die Verheißungen waren zu verlockend.

Die Kur war denkbar einfach: Jeden Morgen auf nüchternen Magen ein Glas lauwarmes Wasser mit zwei Esslöffeln Apfelessig. Optional konnte man noch etwas Honig hinzufügen, um den Geschmack erträglicher zu machen. „Das schaffen wir locker!", verkündete Thomas optimistisch und kaufte gleich eine ganze Palette Apfelessig-Flaschen, als würde er einen Großhandel für saure Wundermittel eröffnen.

Der erste Morgen unserer Apfelessig-Kur begann mit einer Mutprobe. Wir standen in der Küche, die Gläser mit der bräunlichen Flüssigkeit in der Hand, und sahen uns an. Der Geruch, der uns entgegenströmte, war… intensiv. Scharf, säuerlich, irgendwie nach vergorenen Äpfeln und alten Turnschuhen. Thomas, der Tapfere, setzte als Erster an. Er verzog das Gesicht, als hätte er gerade in eine Zitrone gebissen, schluckte aber tapfer. „Gar nicht so schlimm!", presste er hervor, während seine Augen leicht tränten. „Ein bisschen… erfrischend."

Ich war weniger mutig. Der Geruch allein reichte schon, um meine Geschmacksnerven in den Streik zu versetzen. Ich nahm einen kleinen Schluck. Es war, als würde man pure Säure trinken. Ein Brennen im Hals, ein Zusammenziehen im Mund, gefolgt von einem

Schauer, der mir über den Rücken lief. „Erfrischend" war definitiv nicht das Wort, das mir dazu einfiel. Eher „ätzend".

Wir zogen es durch. Jeden Morgen das gleiche Ritual. Das saure Erwachen. Thomas versuchte, es sich schönzureden. „Denk an die ganzen Vorteile, Sandra! Wir werden schlank, gesund und haben eine Haut wie ein Pfirsich!" Ich dachte eher an den entkalkten Wasserkocher meiner Oma und hoffte, dass der Apfelessig nicht auch meine Magenschleimhaut entkalken würde.

Die versprochenen Wunder ließen auf sich warten. Die Pfunde purzelten nicht merklich schneller als sonst. Mein Stoffwechsel fühlte sich nicht angekurbelt an, sondern eher… gereizt. Und meine Haut strahlte auch nicht mehr als vorher, es sei denn, man zählte die leicht geröteten Wangen nach dem morgendlichen Essig-Schock dazu.

Was sich allerdings deutlich veränderte, war unsere Laune. Sauer macht bekanntlich lustig, aber Apfelessig schien eher das Gegenteil zu bewirken. Wir wurden zunehmend mürrischer. Das lag vielleicht daran, dass der saure Geschmack den ganzen Vormittag im Mund blieb und jede andere Mahlzeit geschmacklich dominierte. Ein leckeres Frühstücksbrötchen? Schmeckte nach Apfelessig. Ein aromatischer Kaffee? Hatte eine säuerliche Note. Selbst das Zähneputzen half nur bedingt. Der Essig-Geschmack war hartnäckig.

Thomas, der anfangs noch so begeistert war, begann zu murren. „Ich hab das Gefühl, ich rieche ständig nach Essig", klagte er. „Und meine Zähne fühlen sich komisch an, so stumpf." Ich musste ihm recht geben. Der Zahnschmelz schien unter der täglichen Säure-Attacke zu leiden. Wir begannen, nach dem Essig-Trunk exzessiv mit Wasser nachzuspülen, was den ganzen Prozess noch unangenehmer machte.

Die sozialen Auswirkungen waren diesmal eher subtil. Niemand bemerkte direkt, dass wir eine Apfelessig-Kur machten, es sei denn, wir erzählten davon. Aber unsere leicht gereizte Stimmung und die Tatsache, dass wir morgens oft mit verzogenem Gesicht herumliefen, trugen nicht gerade zur allgemeinen Erheiterung bei.

Ein Nebeneffekt, der uns besonders zu schaffen machte, war das Sodbrennen. Der Apfelessig, der eigentlich die Verdauung fördern sollte, schien bei uns das genaue Gegenteil zu bewirken. Vor allem Thomas, der ohnehin einen empfindlichen Magen hat, litt unter ständigem Aufstoßen und einem unangenehmen Brennen in der Speiseröhre. „Ich glaube, mein Magen rebelliert gegen diese saure Invasion", stöhnte er.

Wir versuchten, die Kur durchzuhalten. Wir hatten schließlich in die Apfelessig-Vorräte investiert und wollten nicht so schnell aufgeben. Wir lasen Erfahrungsberichte im Internet, in denen Menschen von wundersamen Erfolgen berichteten. „Vielleicht müssen wir einfach länger durchhalten", meinte Thomas hoffnungsvoll, während er sich eine Tablette gegen Sodbrennen einwarf.

Aber die Lustlosigkeit wurde immer größer. Der morgendliche Griff zur Essigflasche fühlte sich an wie eine Strafe. Die Freude am Frühstück war dahin. Und die erhofften positiven Effekte blieben aus. Wir fühlten uns nicht energiegeladener, nicht schlanker und schon gar nicht fröhlicher. Eher sauer, im wahrsten Sinne des Wortes.

Der Wendepunkt kam an einem Sonntagmorgen. Wir hatten verschlafen und standen vor der Entscheidung: Apfelessig trinken oder direkt mit einem gemütlichen Frühstück beginnen? Thomas sah mich an. Ich sah ihn an. Ein unausgesprochenes Einverständnis lag in der Luft. „Weißt du was?", sagte er schließlich. „Ich glaube, mein Körper braucht heute mal eine Pause vom Sauersein." Ich konnte ihm nur zustimmen.

Wir ließen den Apfelessig an diesem Morgen weg. Und es war herrlich. Das Frühstück schmeckte wieder nach Frühstück. Der Kaffee hatte kein säuerliches Aroma. Unsere Mägen fühlten sich entspannter an. Und unsere Laune stieg merklich.

Das war das Ende unserer Apfelessig-Kur. Die restlichen Flaschen landeten im Putzschrank – zum Entkalken, wofür sie meiner Meinung nach auch besser geeignet sind.

Die Apfelessig-Kur hat uns eines gelehrt: Nicht alles, was natürlich ist und von Oma empfohlen wird, ist auch angenehm oder effektiv. Manchmal ist sauer eben einfach nur sauer. Und wenn eine Diät mehr Frust als Freude bereitet und einem die Lust am Leben nimmt, dann ist sie es nicht wert. Da helfen auch keine Versprechungen von strahlender Haut und angekurbeltem Stoffwechsel. Denn was nützt die schönste Haut, wenn man darunter ein sauertöpfisches Gemüt verbirgt? Dann doch lieber ein paar Falten mehr und dafür ein Lächeln im Gesicht. Und vielleicht ab und zu ein Apfel – aber bitte in seiner ursprünglichen, knackigen und nicht in seiner vergorenen, sauren Form.

Suppenkasper meets Fastenkrieger

Nachdem uns der Apfelessig eher zu sauren Griesgramen als zu strahlenden Schönheiten gemacht hatte, war klar: Die nächste Diät musste her, aber diesmal bitte ohne Essig-Nachgeschmack und ohne das Gefühl, den Magen zu entkalken. Wir sehnten uns nach etwas Soliderem? Oder vielleicht doch wieder nach etwas Flüssigem, aber diesmal ohne den scharfen Beigeschmack der Reue? Die Diätwelt ist ja ein unerschöpflicher Quell der Inspiration, und so stießen wir auf zwei Konzepte, die auf den ersten Blick unterschiedlich erschienen, aber beide auf einer gewissen Form des Verzichts basierten: die gute alte Suppendiät und das hippe Intervallfasten, oder wie Thomas es nannte, der „Pfad des Fastenkriegers".

Ich, als bekennender Suppenfan (zumindest wenn sie gut gemacht ist und nicht ausschließlich aus Kohl besteht), fühlte mich sofort zum „Suppenkasper"-Ansatz hingezogen. Die Idee, mich mit warmen, wohltuenden Suppen durch den Tag zu löffeln, klang irgendwie sanfter und gemütlicher als die knallharte Kalorienreduktion manch anderer Methoden. Ich malte mir aus, wie ich kreative Gemüsesuppen zaubern würde, voller Vitamine und Ballaststoffe, die mich sättigen und glücklich machen. Thomas hingegen, mein Mann der Extreme, fühlte sich vom heroischen Klang des „Fastenkriegers" magisch angezogen. Intervallfasten, also stundenlanges Nichtessen, gefolgt von einem Zeitfenster, in dem man (theoretisch) normal essen durfte – das klang nach Disziplin, nach Selbstüberwindung, nach einer echten Herausforderung für den inneren Schweinehund. „Das ist es, Sandra!", verkündete er mit dem Brustton der Überzeugung. „Kein kompliziertes Kochen, keine Kalorienzählerei, einfach nur Willenskraft! Ich werde ein Meister der Hungerbeherrschung!"

So zogen wir also in unseren jeweiligen Rollen in den nächsten Diät-Kampf. Ich verwandelte unsere Küche in ein Suppenlabor. Morgens gab es eine leichte Gemüsebrühe, um den Magen zu wecken. Mittags eine etwas gehaltvollere Linsensuppe oder eine pürierte Brokkolicremesuppe (natürlich ohne Sahne, wir wollten ja abnehmen!). Abends dann vielleicht eine Tomatensuppe mit viel frischem Basilikum. Ich versuchte, kreativ zu sein, experimentierte mit Gewürzen und Kräutern, um der drohenden Monotonie entgegenzuwirken. Aber seien wir ehrlich, auch die beste Suppe wird irgendwann langweilig, wenn sie die einzige Nahrungsquelle ist. Mein Magen knurrte oft leise vor sich hin, nicht aus echtem Hunger, sondern eher aus Protest gegen die ewige Flüssignahrung. Ich begann, von Dingen mit Biss zu träumen: von einem knusprigen Brötchen, einem knackigen Apfel, einem saftigen Steak. Das Geräusch meines Löffels, der in der Suppenschüssel klapperte, wurde zum Soundtrack meines Lebens.

Thomas hingegen zelebrierte sein Fastenkrieger-Dasein. Er lud sich eine Fasten-App herunter, die ihm mit feierlichen Tönen verkündete, wann sein Fastenfenster begann und wann er endlich wieder essen durfte. Die ersten Tage war er erstaunlich gut gelaunt. „Ich fühle mich so… rein!", verkündete er stolz, während er an seinem schwarzen Kaffee nippte (natürlich ohne Zucker und Milch, das wäre ja Schummeln gewesen). Er las Artikel über die wundersamen Auswirkungen des Fastens auf den Körper, über Autophagie und Fettverbrennung, und referierte mir abends mit leuchtenden Augen darüber. Ich hörte ihm geduldig zu, während ich meine lauwarme Gemüsesuppe löffelte und mich fragte, ob meine Autophagie auch gerade auf Hochtouren lief oder ob mein Körper einfach nur beleidigt war.

Die Idylle des Fastenkriegers hielt jedoch nicht lange an. Die Phasen des Nichtessens wurden für Thomas zunehmend zur Zerreißprobe. Seine Laune sank proportional zum Absinken seines Blutzuckerspiegels. Der Fastenkrieger verwandelte sich langsam aber sicher in einen gereizten „Hanger"-Krieger (hungry and angry). Jedes Geräusch, das irgendwie mit Essen zu tun hatte – das Brutzeln von Zwiebeln in der Pfanne (ich bereitete ja schließlich meine Suppen abwechslungsreich zu), das Rascheln einer Chipstüte im Fernsehen, mein genüssliches Schlürfen der Suppe – brachte ihn an den Rand des Nervenzusammenbruchs.

„Muss das sein, Sandra?", knurrte er, wenn ich meine Suppe etwas zu laut löffelte. „Manche Leute versuchen hier, ihren Körper zu entgiften!"

Unsere Küche wurde zum Schauplatz eines stillen Kampfes. Auf der einen Seite ich, der Suppenkasper, der versuchte, aus Wasser und Gemüse das Maximum an Geschmack herauszuholen und dabei nicht den Verstand zu verlieren. Auf der anderen Seite Thomas, der Fastenkrieger, der mit zusammengebissenen Zähnen und knurrendem Magen die Stunden bis zu seinem nächsten Essensfenster zählte und jeden, der ihm mit Essen zu nahe kam, mit finsteren Blicken strafte.

Die sozialen Auswirkungen waren, wie immer, nicht zu unterschätzen. Wenn wir eingeladen waren, war ich diejenige, die fragte: „Gibt es vielleicht auch eine klare Brühe für mich?" Thomas hingegen erklärte stolz: „Nein danke, ich bin im Fastenmodus. Mein Körper verbrennt gerade Fettzellen wie ein Hochofen!" Die Reaktionen reichten von Mitleid (für mich) bis zu ungläubigem Staunen (für Thomas).

Ich begann, an meiner Suppen-Strategie zu zweifeln. Die Waage bewegte sich zwar langsam nach unten, aber ich fühlte mich oft schlapp und energielos. Die ewige Suppe hing mir zum Hals heraus. Ich sehnte mich nach Textur, nach etwas zum Beißen. Ich erwischte mich dabei, wie ich sehnsüchtig auf die Brotkrümel starrte, die Thomas nach seinem abendlichen Festmahl (wenn sein Essensfenster endlich geöffnet war) auf dem Teller zurückließ.

Thomas' Fastenkrieger-Dasein bekam ebenfalls Risse. Die heroische Selbstkasteiung wich zunehmend einer tiefen Frustration. Er wurde vergesslich, unkonzentriert und hatte ständig Kopfschmerzen. Die Fasten-App wurde von seinem besten Freund zu seinem größten Feind. Die feierlichen Töne, die den Beginn einer neuen Fastenperiode ankündigten, klangen für ihn wie das Läuten der Totenglocke. „Ich glaube, mein Körper ist nicht für diese Art von Krieg geschaffen", gestand er eines Abends, als er mit leerem Magen und noch leererem Blick auf den Fernseher starrte, in dem gerade eine Kochshow lief.

Der Höhepunkt unseres Suppenkasper-trifft-Fastenkrieger-Dramas ereignete sich an einem Samstagabend. Ich hatte eine besonders fade Karotten-Ingwer-Suppe zubereitet (Ingwer sollte ja den Stoffwechsel ankurbeln, hatte ich gelesen). Thomas hatte noch drei Stunden Fastenzeit vor sich und wanderte wie ein hungriger Tiger durch die Wohnung. Der Duft von frisch gebackenem Brot zog von den Nachbarn herüber. Das war der Tropfen, der das Fass zum Überlaufen brachte.

Thomas blieb wie angewurzelt stehen, sog den Duft tief ein und sagte mit einer Stimme, die vor Verzweiflung zitterte: „Sandra, ich kann nicht mehr. Ich brauche etwas… Festes. Etwas… Echtes."

In diesem Moment sah ich in seinen Augen nicht den stolzen Fastenkrieger, sondern nur noch einen armen, hungrigen Mann. Und ich, der Suppenkasper, hatte plötzlich auch genug von wässrigen Brühen.

Wir sahen uns an. Ein Blick genügte. Die Suppe landete im Ausguss. Die Fasten-App wurde deinstalliert. Und wir bestellten Pizza. Eine riesige Pizza mit allem Drum und Dran. Und als Nachtisch gab es Eis. Es war ein Festmahl. Ein Festmahl der Befreiung.

Suppenkasper und Fastenkrieger hatten kapituliert. Und wisst ihr was? Es fühlte sich gut an. Wir hatten wieder einmal gelernt, dass Extreme selten gut sind. Dass eine Diät, die einen unglücklich und gereizt macht, nicht der richtige Weg sein kann. Ob man nun löffelweise fade Suppen in sich hineinschüttet oder stundenlang den knurrenden Magen ignoriert – wenn die Lebensfreude dabei auf der Strecke bleibt, ist der Preis zu hoch.

Vielleicht liegt die Wahrheit irgendwo dazwischen. In einer ausgewogenen Ernährung, die satt und zufrieden macht, ohne dass man sich wie ein Suppenkasper oder ein hungerleidender Krieger fühlen muss. Und ab und zu eine richtig gute, selbstgemachte Suppe.

Dagegen ist absolut nichts einzuwenden. Aber bitte mit Croutons. Und vielleicht einem kleinen Stück Brot zum Dippen. Nur für den Biss. Und für die Seele.

Jojo, der heimliche Mitbewohner

Nach all unseren wilden Diät-Eskapaden, den kulinarischen Höhenflügen und den tiefen Stürzen in den Abgrund des Kalorienzählens, gab es einen Gast, der sich immer wieder ungefragt bei uns einnistete, ein treuer, aber höchst unerwünschter Begleiter: Jojo. Ja, der berühmt-berüchtigte Jojo-Effekt. Er war wie dieser eine Verwandte, den man nicht wirklich mag, der aber trotzdem zu jeder Familienfeier auftaucht und sich am Buffet breitmacht. Thomas, mein sonst so optimistischer Gatte, der bei jeder neuen Diät-Hoffnung wieder zum unerschütterlichen Glaubenskrieger wurde, entwickelte eine Art Hassliebe zu Jojo. Einerseits verfluchte er ihn, andererseits schien er sich fast schon an seine Anwesenheit gewöhnt zu haben. „Ach, der Jojo wieder", seufzte er resigniert, wenn die Waage nach einer erfolgreichen Abnehmphase plötzlich wieder in die falsche Richtung ausschlug. „Der alte Gauner."
Jojo war ein Meister der Tarnung. Er schlich sich leise an, meistens dann, wenn wir uns gerade sicher fühlten, wenn wir stolz auf unsere verlorenen Pfunde waren und dachten, wir hätten den Dreh endlich raus. Dann, ganz heimlich, begann er sein Werk. Ein Kilo hier, ein halbes Kilo da. Zuerst bemerkten wir es kaum. „Das sind nur Wassereinlagerungen", redeten wir uns ein. „Oder die Waage spinnt." Aber Jojo war hartnäckig. Er war wie ein unsichtbarer Mitbewohner, der nachts heimlich Schokolade in unsere Vorratsschränke schmuggelte und die Hosen enger nähte.
Das Perfide an Jojo war, dass er oft im Schlepptau unserer größten Diät-Erfolge auftauchte. Je radikaler die Diät, desto triumphaler Jojos Rückkehr. Nach der Kohlsuppen-Woche, in der wir gefühlt nur noch aus Wasser und Kohlgeruch bestanden, kam Jojo mit doppelter Wucht zurück, als hätten die verlorenen Pfunde ihre Freunde mitgebracht, um eine Party in unserem Körper zu feiern. Nach der Paleo-Phase, in der wir uns wie steinzeitliche Jäger durch Fleischberge gekämpft hatten, schlug Jojo zu, sobald das erste Stück Brot wieder auf unserem Speiseplan landete.

Es war, als hätte unser Körper ein Gedächtnis für Entbehrungen und würde sich bei der ersten Gelegenheit rächen, indem er jede einzelne Kalorie bunkerte, als stünde die nächste Hungersnot bevor.

Thomas entwickelte eine Art Jojo-Radar. Er spürte ihn schon, bevor die Waage es verriet. „Ich hab da so ein Gefühl, Sandra", murmelte er dann mit sorgenvoller Miene. „Ich glaube, Jojo packt gerade seine Koffer aus." Und meistens hatte er recht. Die Lieblingsjeans spannte plötzlich wieder, der Gürtel musste ein Loch weiter gestellt werden, und das Gefühl der Leichtigkeit, das wir uns so mühsam erkämpft hatten, verflüchtigte sich wie Morgennebel in der Sonne.

Wir versuchten, Jojo mit allen Mitteln zu bekämpfen. Wir lasen Ratgeber, konsultierten Experten (oder zumindest Leute, die sich dafür hielten) und probierten alle möglichen Tricks aus. Mehr Sport treiben – ja, das half ein bisschen, aber Jojo war schlau. Er wusste, dass unsere Motivation für stundenlange Trainingseinheiten meistens genauso schnell schwand wie unsere Diät-Disziplin. Langsamer abnehmen – ja, das sollte Jojo angeblich weniger Chancen geben. Aber wer hat schon die Geduld, monatelang auf Ergebnisse zu warten, wenn die Bikini-Saison vor der Tür steht oder die Hochzeit des besten Freundes naht?

Jojo hatte auch eine psychologische Komponente. Er nährte unsere Selbstzweifel. „Siehst du, ich hab's ja gewusst, das klappt eh nicht", flüsterte er uns ins Ohr, wenn wir frustriert auf die Waage starrten. Er machte uns misstrauisch gegenüber unserem eigenen Körper. „Warum tust du mir das an?", fragten wir uns, wenn die Pfunde trotz aller Anstrengungen wiederkamen. Jojo war ein Meister darin, uns das Gefühl zu geben, Versager zu sein.

Besonders fies war Jojo, wenn er uns in Gesellschaft bloßstellte. „Mensch, ihr habt ja wieder richtig gut zugelangt, was?", meinte dann die wohlmeinende Tante Erna, die uns wochenlang bei unserer Salat-und-Wasser-Diät beobachtet hatte und nun freudestrahlend feststellte, dass wir wieder „gesund und rund" aussahen. Thomas lächelte dann gequält und murmelte etwas von „schweren

Knochen", während ich innerlich Jojo verfluchte, der uns schon wieder einen Strich durch die Rechnung gemacht hatte.

Wir begannen, Jojo als eine Art Naturgesetz zu akzeptieren. So wie die Schwerkraft oder die Tatsache, dass Butterbrote immer mit der bestrichenen Seite nach unten fallen. Er gehörte irgendwie zu unserem Leben dazu. Wir entwickelten sogar eine Art Galgenhumor. „Na, Jojo, alter Freund, auch schon wieder da? Mach's dir bequem, aber bleib nicht zu lange", sagten wir, wenn wir die ersten Anzeichen seiner Rückkehr bemerkten.

Manchmal versuchten wir, ihn auszutricksen. Wir wechselten ständig die Diäten, in der Hoffnung, ihn zu verwirren. Von Low Carb zu Low Fat, von Suppendiät zu Intervallfasten. Aber Jojo war anpassungsfähig. Er kannte alle Tricks. Er wusste, dass nach jeder Phase des Verzichts irgendwann die Phase des „Jetzt-erst-recht" kam, in der wir uns mit all den verbotenen Leckereien belohnten und Jojo fröhlich mit uns feierte.

Die Modeindustrie schien Jojo ebenfalls zu kennen. Die Größen in unseren Kleidern schienen sich ständig zu verändern. Mal passte ich in eine 40, dann wieder nur in eine 44. Und dann gab es auch noch jene Kleidungszelte ohne Etikett. Diese waren einst sogar Größe 46 — nur dass ich die Etiketten aus Wut und Scham herausgetrennt hatte. Unser Kleiderschrank jedenfalls wurde zu einem Museum der Diät-Geschichte, mit Kleidungsstücken aus verschiedenen Gewichts-Epochen. Thomas hatte eine ganze Sammlung von Gürteln mit unterschiedlichsten Lochabständen.

Irgendwann, nach unzähligen Kämpfen gegen Jojo, nach Momenten der Verzweiflung und Phasen des resignierten Humors, dämmerte uns eine Erkenntnis. Vielleicht war Jojo gar nicht der Feind. Vielleicht war er nur ein Symptom. Ein Symptom für einen ungesunden Umgang mit Essen und unserem Körper. Eines für radikale Diäten, die auf Dauer nicht durchzuhalten sind und unseren Stoffwechsel durcheinanderbringen.

Wir begannen, Jojo nicht mehr als persönlichen Feind zu betrachten, sondern als eine Art Warnsignal.

Ein Signal dafür, dass wir etwas falsch machten. Dass wir unseren Körper nicht quälen, sondern ihm Gutes tun sollten.

Dass es nicht darum geht, möglichst schnell möglichst viel abzunehmen, sondern darum, eine langfristige, gesunde Lebensweise zu finden, die uns guttut und die wir ohne ständigen Verzicht und Frustration durchhalten können.

Seitdem ist Jojo seltener zu Besuch. Er schaut ab und zu noch vorbei, meistens nach den Feiertagen oder einem besonders genussvollen Urlaub. Aber er bleibt nicht mehr so lange. Er weiß, dass wir seine Tricks mittlerweile durchschaut haben. Dass wir gelernt haben, auf unseren Körper zu hören, uns ausgewogen zu ernähren und uns nicht von unrealistischen Schönheitsidealen unter Druck setzen zu lassen.

Jojo, der heimliche Mitbewohner, ist also immer noch da, irgendwo im Hintergrund. Aber er hat seine Macht über uns verloren. Wir haben gelernt, mit ihm zu leben, ihn manchmal sogar mit einem Augenzwinkern zu begrüßen. Denn er erinnert uns daran, dass das Leben nicht aus ständiger Selbstoptimierung besteht, sondern aus Genuss, Balance und der Akzeptanz, dass wir nicht perfekt sind – und das auch gar nicht sein müssen. Und manchmal ist ein bisschen Jojo vielleicht auch einfach nur ein Zeichen dafür, dass wir das Leben in vollen Zügen genießen. Und das ist ja auch nicht das Schlechteste, oder?

Wenn die Waage lügt

Nach all unseren Diät-Abenteuern, den Triumphen auf der Punkte-Skala und den Abstürzen in den Kalorien-Abgrund, gab es ein Objekt in unserem Haushalt, das eine ganz besondere Rolle spielte: die Waage. Dieses unbestechliche, manchmal gnadenlose Ding aus Glas und Metall, das jeden Morgen aufs Neue über unser Wohlbefinden, unsere Laune und unseren Selbstwert zu entscheiden schien.

Für Thomas, meinen sonst so rationalen Gatten, wurde die Waage zu einer Art Orakel, zu einer höheren Macht, die er ehrfürchtig und zugleich mit einer gewissen Furcht konsultierte. Für mich war sie eher eine launische Diva, die mal schmeichelte und mal zickte, je nach Tagesform – ihrer oder meiner.

Das morgendliche Wiegen war ein festes Ritual, fast schon eine heilige Zeremonie. Es fand immer unter den gleichen Bedingungen statt: nüchtern, nach dem ersten Toilettengang und natürlich ohne Kleidung (jedes Gramm zählte!). Thomas betrat das Badezimmer mit der Miene eines Gladiators, der sich dem Kampf stellt. Er stieg auf die Waage, schloss die Augen, atmete tief durch und öffnete sie dann langsam, um das Urteil zu empfangen. Ein zufriedenes Nicken bedeutete: „Alles im grünen Bereich, der Tag kann beginnen!" Ein leises Stöhnen oder ein resigniertes Seufzen hingegen kündigte meist einen eher mürrischen Start in den Tag an.

Ich war da etwas entspannter – oder versuchte es zumindest zu sein. Ich blinzelte meistens nur kurz auf die Zahlen und versuchte, sie nicht überzubewerten. Aber insgeheim hoffte ich natürlich auch jedes Mal auf ein positives Ergebnis, auf eine Belohnung für die Entbehrungen des Vortages.

Das Problem mit der Waage war nur: Sie schien manchmal ein Eigenleben zu führen. An Tagen, an denen wir uns besonders diszipliniert ernährt und vielleicht sogar Sport getrieben hatten, zeigte sie plötzlich ein Plus an. Ein Affront! Eine bodenlose Ungerechtigkeit! „Die Waage lügt!", rief Thomas dann empört. „Das kann gar nicht sein! Ich hab gestern nur Salat gegessen und war eine Stunde joggen!"

Er begann, die Waage misstrauisch zu beäugen, sie auf verschiedene Fliesen zu stellen, in der Hoffnung, ein schmeichelhafteres Ergebnis zu erzielen. Manchmal klopfte er sogar leicht darauf, als wollte er sie zur Vernunft bringen.

Wir entwickelten unzählige Theorien, warum die Waage uns so böse mitspielte. Waren es Wassereinlagerungen? Hatten wir zu viel Salz gegessen? War der Mond in der falschen Phase? Oder hatte die Waage einfach einen schlechten Tag und wollte uns ärgern? Wir wurden zu Hobby-Detektiven, die nach Gründen für die unerklärlichen Gewichtsschwankungen suchten. „Vielleicht sind meine Muskeln schwerer geworden vom Sport?", überlegte Thomas. Eine plausible Erklärung, die uns zumindest für kurze Zeit beruhigte.

Manchmal versuchten wir auch, die Waage auszutricksen. Wir wogen uns zu unterschiedlichen Tageszeiten, in der Hoffnung, einen Moment zu erwischen, in dem sie uns gnädiger gestimmt war. Oder wir wogen uns vor und nach dem Toilettengang, um den „Verlust" zu feiern – ein kleiner, aber feiner Triumph. Ich erwischte Thomas sogar einmal dabei, wie er versuchte, sich ganz leicht auf die Zehenspitzen zu stellen, um ein paar Gramm weniger auf die Anzeige zu zaubern. Es funktionierte natürlich nicht, aber der Versuch war es ihm wert.

Die Waage wurde zum Mittelpunkt vieler Diskussionen. „Was hat deine Waage heute Morgen gesagt?", war oft die erste Frage nach dem Aufstehen. Wir verglichen unsere Ergebnisse, analysierten die Schwankungen und versuchten, Muster zu erkennen. Es war wie Börsenkurse studieren, nur dass es hier um unser Körpergewicht ging.

Besonders frustrierend war es, wenn die Waage stagnierte. Wenn sie sich tagelang, manchmal sogar wochenlang, keinen Millimeter nach unten bewegte, obwohl wir uns redlich bemühten. Das war der Moment, in dem die Motivation oft einen Tiefpunkt erreichte. „Wofür das alles?", fragten wir uns dann. „Wofür der ganze Verzicht, wenn sich eh nichts tut?" Die Waage hatte die Macht, uns mit ihrer Sturheit in tiefe Diät-Krisen zu stürzen.

Aber manchmal, da sagte die Waage auch einfach nur die Wahrheit. Die ungeschminkte, manchmal schmerzhafte Wahrheit. Nämlich dann, wenn wir es am Vorabend vielleicht doch ein bisschen übertrieben hatten. Nach einem opulenten Geburtstagsessen, einer feucht-fröhlichen Party oder einem hemmungslosen Cheatday. Dann zeigte die Waage am nächsten Morgen gnadenlos die Konsequenzen unseres Tuns. Und auch wenn wir es nicht wahrhaben wollten, tief im Inneren wussten wir: Sie hatte recht.

In solchen Momenten war die Reaktion unterschiedlich. Thomas neigte dazu, in Selbstmitleid zu versinken. „Ich bin einfach nicht dafür gemacht, schlank zu sein", murmelte er dann und starrte vorwurfsvoll auf die unbarmherzigen Zahlen. Ich versuchte eher, es mit Humor zu nehmen. „Na ja, der Kuchen gestern war es aber wert!", sagte ich dann und versuchte, das schlechte Gewissen zu verdrängen.

Wir lernten mit der Zeit, dass die Zahl auf der Waage nicht alles ist. Dass sie nur ein kleiner Ausschnitt der Realität ist. Dass unser Wohlbefinden nicht allein von ein paar hundert Gramm mehr oder weniger abhängen sollte. Dass es wichtigere Dinge gibt, als eine bestimmte Zahl auf einer Anzeige zu erreichen. Zum Beispiel, wie wir uns fühlen, wie unsere Kleidung sitzt, wie viel Energie wir haben.

Wir begannen, die Waage etwas weniger wichtig zu nehmen. Wir wogen uns nicht mehr jeden Tag, sondern vielleicht nur noch einmal pro Woche. Oder manchmal auch gar nicht. Wir versuchten, uns mehr auf unser Körpergefühl zu verlassen, statt uns von einer Zahl diktieren zu lassen, wie wir uns zu fühlen hatten.

Es war ein Prozess. Ein Prozess des Loslassens. Einer, in dem wir lernten, dass die Waage ein Werkzeug sein kann, aber nicht unser Herrscher. Dass sie uns Informationen geben kann, aber nicht unser Selbstwertgefühl definieren darf.

Heute steht die Waage immer noch im Badezimmer. Manchmal steigen wir drauf, aus alter Gewohnheit oder aus Neugier. Aber sie hat ihre Macht über uns verloren.

Wir wissen, dass sie manchmal lügt – oder zumindest nicht die ganze Wahrheit sagt. Dass Gewichtsschwankungen normal sind und nicht immer einen Grund zur Panik darstellen. Und dass ein glückliches, erfülltes Leben nicht von der Zahl abhängt, die sie anzeigt.

Vielleicht ist das die wichtigste Lektion, die wir in all unseren Diät-Jahren gelernt haben. Dass die Beziehung zu unserem Körper wichtiger ist als die Beziehung zu unserer Waage. Und dass wahres Wohlbefinden nicht in Kilogramm gemessen wird, sondern in Lebensfreude, Gesundheit und einem liebevollen Umgang mit uns selbst. Auch wenn die Waage mal wieder anderer Meinung ist. Dann lächeln wir ihr einfach zu und wissen: Du kannst uns mal, liebe Waage. Wir wissen es besser.

Fit wie ein Turnschuh, aber immer noch rund

Nachdem wir die Tücken der Waage, die Gemeinheiten des Jojo-Effekts und die fragwürdigen Freuden diverser Diät-Experimente durchlebt hatten, dämmerte uns eine revolutionäre Erkenntnis: Vielleicht lag der Schlüssel zum Wohlfühlkörper ja gar nicht (nur) auf dem Teller, sondern auch in der Bewegung! Ja, Sport! Dieses Wort, das bei Thomas, meinem ansonsten eher gemütlich veranlagten Gatten, bisher eher Fluchtreflexe als Begeisterungsstürme ausgelöst hatte. Aber die Verheißung war zu groß: Kalorien verbrennen, Muskeln aufbauen, den Stoffwechsel ankurbeln und dabei vielleicht sogar Spaß haben? Das klang fast zu gut, um wahr zu sein.

Also beschlossen wir, unsere inneren Couch-Potatoes zu überwinden und uns in die bunte Welt der Fitness zu stürzen. Die erste Frage war: Welcher Sport passt zu uns? Joggen? Zu anstrengend für Thomas' Knie und meine Motivation bei Regenwetter. Fitnessstudio? Zu viele spiegelnde Flächen und muskelbepackte Menschen, die einen einschüchtern. Schwimmen? Zu viel Aufwand mit Umziehen und nassen Haaren. Wir brauchten etwas Niedrigschwelliges, etwas, das wir gemeinsam machen konnten, ohne gleich einen Profi-Vertrag unterschreiben zu müssen.

Unsere Wahl fiel auf Nordic Walking! Ja, richtig gehört. Dieses Gehen mit Stöcken, das auf den ersten Blick vielleicht etwas Rentner-mäßig anmutet, aber angeblich ein Ganzkörpertraining sein soll. Thomas war anfangs skeptisch. „Mit Stöcken rumlaufen wie ein verirrter Skifahrer im Sommer? Ich weiß ja nicht…" Aber ich überzeugte ihn. „Denk doch mal an die frische Luft, die Natur, und es ist gelenkschonend!"

Also kauften wir uns schicke Nordic-Walking-Stöcke (natürlich farblich passend zu unseren neuen Sport-Outfits, die Optik musste ja stimmen) und wagten uns in den nahegelegenen Park. Der erste Versuch war… sagen wir mal, koordinativ herausfordernd. Thomas sah aus, als würde er mit unsichtbaren Gegnern fechten, während meine Stöcke eher dazu neigten, sich in meinen Beinen zu verheddern.

Wir ernteten einige amüsierte Blicke von anderen Parkbesuchern, aber wir ließen uns nicht entmutigen. „Übung macht den Meister!", rief ich Thomas zu, während ich versuchte, nicht über meine eigenen Füße zu stolpern.

Mit der Zeit wurden wir tatsächlich besser. Wir entwickelten einen Rhythmus, unsere Bewegungen wurden fließender, und wir schafften immer längere Strecken. Wir fühlten uns... fitter! Unsere Ausdauer verbesserte sich, wir hatten mehr Energie, und das Gefühl, nach einer flotten Walking-Runde an der frischen Luft nach Hause zu kommen, war wirklich gut. Thomas, der anfangs noch gemurrt hatte, fand sogar Gefallen daran. „Das ist ja gar nicht so übel", gestand er. „Und man sieht was von der Gegend."

Wir erweiterten unser sportliches Repertoire. Wir meldeten uns zu einem Zumba-Kurs an (meine Idee, Thomas' Albtraum). Die erste Stunde war ein Desaster. Ich versuchte krampfhaft, den lateinamerikanischen Rhythmen zu folgen, während Thomas wie ein festgewurzelter Baum in der Gegend herumstand und versuchte, möglichst unauffällig zu wirken. Die Trainerin, eine quirlige Latina mit einer Energie, die uns beide in den Schatten stellte, versuchte uns immer wieder zu motivieren: „Feel the music! Shake your hips!" Thomas' Hüften blieben unbeeindruckt. Nach drei Stunden gaben wir auf. Zumba war definitiv nicht unser Ding.

Wir probierten Yoga (zu viel Stille und Verrenkungen für Thomas' Geschmack), Radfahren (machte Spaß, aber bei schlechtem Wetter schwierig) und sogar einen Online-Fitnesskurs mit einem brüllenden Trainer, der uns durch endlose Burpees und Jumping Jacks scheuchte (danach konnten wir uns drei Tage kaum bewegen).

Wir stellten fest: Sport konnte tatsächlich Spaß machen, wenn man die richtige Sportart für sich fand. Und wir fühlten uns wirklich besser. Wir schliefen tiefer, waren ausgeglichener und hatten das Gefühl, unserem Körper etwas Gutes zu tun. Wir waren fit wie ein Turnschuh!

Nur eine Sache passte nicht so ganz ins Bild: die Waage. Denn obwohl wir uns regelmäßig bewegten, uns gesünder ernährten und uns insgesamt viel vitaler fühlten, zeigten die Zahlen auf der Waage oft nicht die erhofften Ergebnisse. Die Pfunde purzelten nicht so rasant, wie wir es uns vorgestellt hatten. Manchmal stagnierte das Gewicht sogar oder ging nur minimal nach unten.

„Das kann doch nicht sein!", klagte Thomas. „Ich schwitze wie ein Ochse beim Nordic Walking, esse nur noch Salat, und trotzdem passiert nichts auf dieser blöden Waage!" Es war frustrierend. Wir fühlten uns fit, aber wir waren immer noch… rund. Zumindest runder, als wir es uns wünschten.

Unsere Freunde und Bekannten bemerkten unsere neue Fitness. „Mensch, ihr seht aber gut aus! So sportlich!", hieß es oft. Und es stimmte ja auch. Unsere Haltung hatte sich verbessert, unsere Haut wirkte frischer, und wir strahlten eine neue Energie aus. Aber das Spiegelbild und die Zahl auf der Waage erzählten manchmal eine andere Geschichte.

Wir lernten, dass Muskeln schwerer sind als Fett. Eine tröstliche Erkenntnis, die uns half, die Stagnation auf der Waage etwas gelassener zu sehen. „Wir bauen Muskeln auf, Schatz!", sagte Thomas dann stolz und spannte demonstrativ seinen Bizeps an (der allerdings immer noch unter einer leichten Fettschicht verborgen war).

Wir lernten auch, dass Sport allein nicht immer ausreicht, um signifikant abzunehmen, wenn die Ernährung nicht hundertprozentig stimmt. Ein Stück Kuchen nach einer anstrengenden Sporteinheit kann die verbrannten Kalorien schnell wieder zunichtemachen. Eine Lektion, die wir schmerzhaft oft lernen mussten.

Aber das Wichtigste, was wir lernten, war: Fitness ist mehr als nur eine Zahl auf der Waage. Es geht darum, sich wohlzufühlen im eigenen Körper, leistungsfähig zu sein, Energie zu haben und Spaß an der Bewegung zu finden. Und das hatten wir erreicht. Wir waren vielleicht nicht gertenschlank wie die Models in den Fitnessmagazinen, aber wir waren fit. Wir konnten längere Strecken gehen, ohne aus der Puste zu kommen, wir hatten weniger Rückenschmerzen, und wir fühlten uns einfach gesünder.

Die Erkenntnis, dass man fit sein kann und trotzdem nicht dem gängigen Schönheitsideal entspricht, war befreiend. Es nahm den Druck weg, eine bestimmte Kleidergröße erreichen zu müssen. Es verlagerte den Fokus von der reinen Gewichtsabnahme hin zu einem ganzheitlichen Wohlbefinden.

Heute sind wir immer noch keine Marathonläufer oder Fitness-Gurus. Aber wir haben unsere Freude an der Bewegung gefunden. Wir gehen immer noch regelmäßig Nordic Walken (manchmal sogar ohne uns zu verlaufen), fahren Fahrrad, wenn das Wetter schön ist, und ab und zu wagen wir uns sogar an ein neues Online-Workout (meistens mit weniger brüllenden Trainern).

Wir sind immer noch ein bisschen rund. Aber wir sind fit wie ein Turnschuh. Und das ist ein ziemlich gutes Gefühl. Denn es zeigt, dass es nicht immer darum geht, perfekt zu sein, sondern darum, das Beste aus sich zu machen und sich in seiner Haut wohlzufühlen — egal, was die Waage sagt oder wie eng die Lieblingsjeans gerade sitzt. Und ein fitter, runder Turnschuh ist doch allemal besser als ein schlapper, unglücklicher Pantoffelheld, oder?

Wie man Männer von Gemüse überzeugt

Nachdem wir uns durch die Höhen und Tiefen unzähliger Diäten gekämpft, mit dem Jojo-Effekt gerungen und die Tücken der Waage erfahren hatten, stand eines fest: Eine langfristig gesunde Ernährung musste her. Und die, da waren sich alle Experten einig, bestand zu einem großen Teil aus... Gemüse! Ja, dieses bunte, vitaminreiche Zeug, das auf dem Teller oft so unschuldig aussieht, aber bei manchen Männern – insbesondere bei meinem lieben Thomas – eher Fluchtreflexe als Begeisterung auslöst. Thomas' Verhältnis zu Gemüse war, sagen wir mal, kompliziert. Er tolerierte Kartoffeln (am liebsten als Pommes), akzeptierte Erbsen und Möhren (wenn sie in viel Soße schwammen) und aß Salat (wenn er mit reichlich Dressing und Croutons getarnt war). Aber alles, was darüber hinausging – Brokkoli, Blumenkohl, Spinat, Zucchini, Auberginen – wurde mit tiefer Skepsis beäugt und oft mit einem höflichen „Nein danke, ich bin satt" abgelehnt.

Das war also meine nächste große Mission: Thomas von den Vorzügen einer gemüsereicheren Ernährung zu überzeugen. Eine Aufgabe, die sich als mindestens so herausfordernd erweisen sollte wie jede Hardcore-Diät. Ich musste eine Geheimwaffe entwickeln, eine Strategie, um das grüne (und rote und gelbe und orangefarbene) Zeug unauffällig in seinen Speiseplan zu schmuggeln, ohne dass er es merkte oder – noch schlimmer – einen Aufstand anzettelte. Denn eines war klar: Wenn ich einfach nur einen Teller gedünsteten Brokkoli vor ihn hingestellt hätte, hätte der Haussegen schief gehangen, und der Brokkoli wäre vermutlich im Biomüll gelandet.

Meine erste Taktik war die „Unsichtbarkeits-Methode". Ich begann, Gemüse in seine Lieblingsgerichte zu integrieren, aber so geschickt zerkleinert und versteckt, dass er es nicht bemerkte. Geraspelte Zucchini im Hackbraten, pürierter Blumenkohl in der Kartoffelsuppe, fein gehackter Spinat in der Lasagne. Es war ein bisschen wie Spionagearbeit in der eigenen Küche.

Ich fühlte mich wie eine Geheimagentin im Auftrag der gesunden Ernährung. Und siehe da, es funktionierte!

Thomas aß seine Lieblingsgerichte mit Genuss und ahnte nicht, dass er gerade eine ordentliche Portion Vitamine und Ballaststoffe zu sich nahm. „Schmeckt heute irgendwie… besonders gut", meinte er manchmal. Ich lächelte dann wissend und sagte nichts. Der erste kleine Sieg war errungen.

Die nächste Stufe war die „Optische Täuschung". Ich versuchte, Gemüse so zuzubereiten, dass es möglichst attraktiv und nicht nach „Gesundheitsfutter" aussah. Bunte Gemüse-Spieße auf dem Grill, überbackener Blumenkohl mit viel Käse (ja, ich weiß, nicht die gesündeste Variante, aber ein Kompromiss musste her), Zucchini-Nudeln (Zoodles), die aussahen wie Spaghetti. Ich wurde zur Food-Stylistin in eigener Sache. Manchmal war es ein schmaler Grat zwischen „lecker und gesund" und „sieht komisch aus, ess ich nicht". Aber mit der Zeit entwickelte ich ein Gespür dafür, was bei Thomas ankam und was nicht.

Parallel dazu startete ich die „Positive Konditionierung". Ich versuchte, Gemüse mit positiven Erlebnissen zu verknüpfen. Wenn wir einen schönen Ausflug machten, gab es einen leckeren Gemüsesalat als Picknick. Wenn er einen anstrengenden Tag hatte, bereitete ich ihm eine wohltuende Gemüsesuppe zu (natürlich mit viel Fleischeinlage, um ihn bei Laune zu halten). Ich versuchte, ihm zu vermitteln, dass Gemüse nicht nur gesund ist, sondern auch schmecken kann und guttut.

Eine meiner größten Herausforderungen war der Brokkoli. Dieses kleine grüne Bäumchen, das für viele Kinder (und offenbar auch für manche erwachsene Männer) der Inbegriff des verhassten Gemüses ist. Ich probierte alles: gedünstet, gebraten, überbacken, als Suppe. Nichts half. Thomas weigerte sich standhaft. Bis ich auf die Idee kam, ihn zu „panieren". Kleine Brokkoliröschen, in Ei und Semmelbröseln gewendet und knusprig gebraten. Serviert mit einem leckeren Dip. Und siehe da – er probierte! Und es schmeckte ihm!

„Das ist ja wie Chicken Nuggets, nur grün!", meinte er erstaunt. Ein weiterer Meilenstein war erreicht. Der Brokkoli-Bann war gebrochen.

Natürlich gab es auch Rückschläge. Manchmal entdeckte Thomas meine Gemüseschmuggel-Versuche. „Was ist das Grüne da in der Frikadelle?", fragte er dann misstrauisch. Oder er weigerte sich schlichtweg, ein neues Gemüsegericht auch nur zu probieren. „Sieht komisch aus, riecht komisch, ess ich nicht." Dann hieß es, geduldig bleiben, nicht aufgeben und eine neue Taktik entwickeln.

Ich lernte, dass Zwang nichts bringt. Wenn ich versuchte, ihn zu etwas zu überreden, was er partout nicht wollte, endete es meistens in Frustration auf beiden Seiten. Besser war es, ihn neugierig zu machen, ihm kleine Portionen anzubieten und seine Entscheidung zu respektieren, auch wenn er ablehnte.

Eine meiner effektivsten Geheimwaffen war die „Selbermachen-lassen-Taktik". Ich bezog Thomas in die Zubereitung der Mahlzeiten mit ein. Er durfte Gemüse schnippeln (unter strenger Aufsicht, versteht sich), eigene Salatdressings kreieren oder Gemüsesorten für den nächsten Einkauf auswählen. Wenn er selbst an der Entstehung eines Gerichts beteiligt war, war die Wahrscheinlichkeit größer, dass er es auch probierte und mochte. Es gab ihm ein Gefühl von Kontrolle und Mitbestimmung.

Mit der Zeit wurde Thomas tatsächlich experimentierfreudiger. Er probierte neue Gemüsesorten, entdeckte überraschende Geschmackskombinationen und fragte sogar manchmal von sich aus: „Was für ein Gemüse gibt es denn heute?" Es war ein langsamer Prozess, aber er trug Früchte – oder besser gesagt, Gemüse.

Die größte Belohnung für meine Bemühungen war, als Thomas eines Tages von sich aus einen Salat mit verschiedenen Blattsorten, Tomaten, Gurken und Paprika bestellte – ohne dass ich ihn dazu überreden musste. Und er aß ihn mit Genuss! Ich hätte ihn umarmen können. Es war, als hätte ich den Mount Everest der Gemüseverweigerung erklommen.

Heute ist Gemüse ein fester Bestandteil unseres Speiseplans. Thomas isst immer noch nicht alles (Auberginen sind nach wie vor ein rotes Tuch für ihn), aber er ist offener geworden, probiert neue Dinge und hat sogar einige Lieblingsgemüsegerichte entwickelt. Meine Geheimwaffen haben also gewirkt.

Die wichtigste Erkenntnis aus dieser Mission war: Männer von Gemüse zu überzeugen, erfordert Geduld, Kreativität, eine Prise List und viel Liebe. Es geht nicht darum, sie zu etwas zu zwingen, sondern ihnen die Vielfalt und den Genuss von Gemüse näherzubringen. Und wenn man dabei ein paar Tricks anwendet und das Gemüse geschickt tarnt – umso besser. Hauptsache, es landet am Ende im Magen und nicht im Biomüll. Und wenn der Mann dann auch noch überlebt und nicht vor lauter Gemüseschock das Weite sucht, hat man alles richtig gemacht. Ein Hoch auf die getarnten Zucchini und den panierten Brokkoli! Sie haben unsere kulinarische Welt ein bisschen bunter und gesünder gemacht.

Die Mikrobiom-Expedition

Wir hatten so ziemlich jede erdenkliche Diät von A wie Apfelessig bis Z wie Zwieback durchprobiert. Dabei hatten wir gelernt, dass unser Körper manchmal ein eigenwilliger kleiner Rebell ist. Doch dann stießen wir auf ein neues, faszinierendes Forschungsgebiet, das versprach, alles zu revolutionieren: das Mikrobiom. Klingt erstmal wie der Name eines neuen Superhelden-Teams, oder? „Die Mikrobioms – Retter des Darms!" Tatsächlich war es aber etwas viel Kleineres und doch unendlich Mächtigeres: die Billionen von winzigen Bakterien, Viren und Pilzen, die in und auf uns leben, vor allem in unserem Darm. Eine Art innerer Zoo, eine geschäftige Metropole voller winziger Mitbewohner, die angeblich einen riesigen Einfluss auf unsere Gesundheit, unsere Stimmung und – Trommelwirbel – unser Gewicht haben sollten. Thomas, mein Mann, der für jede neue wissenschaftliche Erkenntnis zu begeistern ist, solange sie nicht mit zu viel Gemüse einhergeht, war sofort Feuer und Flamme. „Das ist es, Sandra!", rief er, nachdem er einen Artikel darüber gelesen hatte. „Wir müssen unsere Darmflora optimieren! Das ist der Schlüssel zu allem!"

Ich war, wie immer, etwas zurückhaltender. Die Vorstellung, dass mein Bauch von einer Armee kleiner Viecher bewohnt wird, die mein Leben bestimmen, war… gewöhnungsbedürftig. Aber die Versprechungen waren verlockend. Ein gesundes Mikrobiom sollte nicht nur die Verdauung fördern, sondern auch das Immunsystem stärken, Entzündungen reduzieren und sogar Depressionen lindern können. Und eben auch beim Abnehmen helfen, indem es beeinflusst, wie wir Nährstoffe aufnehmen und Kalorien speichern. Das war mehr als nur ein diffuses „Bauchgefühl", das war handfeste Wissenschaft – zumindest laut den Artikeln, die Thomas mir triumphierend unter die Nase hielt.

Also starteten wir unsere ganz persönliche Mikrobiom-Expedition. Wir wollten unsere inneren Landschaften erkunden und dafür sorgen, dass sich dort nur die „guten" Bakterien ansiedeln und die „bösen" vertrieben werden.

Unser erster Schritt war, uns mit Probiotika einzudecken. Joghurt mit lebenden Kulturen, Kefir (dessen leicht säuerlicher Geschmack Thomas anfangs etwas irritierte, aber „für die Wissenschaft" nahm er es tapfer hin), fermentiertes Gemüse wie Sauerkraut (das Thomas nur mit zugehaltener Nase anrührte) und sogar probiotische Nahrungsergänzungsmittel in Kapselform. Wir fühlten uns wie Gärtner, die versuchen, in einem vernachlässigten Beet wieder blühendes Leben zu pflanzen.

Der zweite Schritt war, unsere kleinen Mitbewohner auch ordentlich zu füttern. Denn die guten Bakterien brauchen Nahrung, um zu wachsen und zu gedeihen. Und diese Nahrung nennt sich Präbiotika. Das sind im Grunde Ballaststoffe, die in Vollkornprodukten, Hülsenfrüchten, Zwiebeln, Knoblauch, Lauch und vielen anderen Gemüsesorten stecken. Hier wurde es für Thomas wieder etwas knifflig. „Noch mehr Gemüse?", stöhnte er. „Meine Darmbakterien müssen wohl eine Vorliebe für Kaninchenfutter haben." Aber ich blieb hartnäckig. Schließlich war es eine wissenschaftliche Expedition, und da musste man auch mal Opfer bringen.

Wir verwandelten unsere Küche in ein Mikrobiom-Forschungslabor. Es gab selbstgemachtes Sauerkraut (der Geruch durchzog tagelang die Wohnung), wir experimentierten mit verschiedenen Joghurtsorten und versuchten, möglichst viele ballaststoffreiche Lebensmittel in unseren Speiseplan zu integrieren. Das führte zu einigen interessanten Verdauungserlebnissen. Sagen wir mal so: Unsere Darmflora schien anfangs etwas überfordert mit der plötzlichen Ballaststoff-Invasion. Es gab Tage, da fühlten wir uns wie ein wandelndes Blasorchester. Thomas kommentierte das trocken mit: „Ich glaube, meine Bakterien feiern eine Party da unten. Und ich bin nicht eingeladen, aber ich höre die Musik."

Wir lasen alles, was wir über das Mikrobiom finden konnten. Über Akkermansia muciniphila, einen angeblichen Schlankmacher-Bakterienstamm, und über Firmicutes und Bacteroidetes, deren Verhältnis angeblich darüber entscheidet, ob wir zu Übergewicht neigen. Es war faszinierend und zugleich unglaublich komplex.

Wir fühlten uns manchmal wie Hobby-Mikrobiologen, die versuchen, ein riesiges, unsichtbares Ökosystem zu verstehen und zu manipulieren.

Die Ergebnisse unserer Expedition waren subtil. Wir fühlten uns insgesamt vielleicht etwas wohler in unserer Haut. Die Verdauung normalisierte sich nach der anfänglichen turbulenten Phase. Ob wir dadurch signifikant abgenommen haben? Schwer zu sagen. Die Waage blieb ihr launisches Selbst. Aber wir hatten das Gefühl, unserem Körper etwas Gutes zu tun, ihn von innen heraus zu stärken.

Ein lustiger Nebeneffekt war, dass wir anfingen, über unsere Darmbakterien zu sprechen, als wären sie Haustiere. „Hast du heute schon deine Bifidos gefüttert?", fragte ich Thomas. Oder: „Ich glaube, meine Laktobazillen sind heute etwas träge." Es gab unserer Beziehung eine ganz neue, äh, innere Dimension.

Wir lernten auch, dass ein gesundes Mikrobiom nicht nur von dem abhängt, was wir essen, sondern auch von vielen anderen Faktoren: Stress, Schlaf, Bewegung, Medikamenteneinnahme. Es ist ein komplexes Zusammenspiel, und es gibt keine einfache Patentlösung. Man kann nicht einfach ein paar probiotische Joghurts essen und erwarten, dass sich alle Probleme in Luft auflösen.

Die Mikrobiom-Expedition hat uns gezeigt, dass unser Körper ein Wunderwerk ist, voller kleiner Helfer, die unermüdlich für uns arbeiten. Und dass es sich lohnt, gut zu ihnen zu sein. Ihnen die richtige Nahrung zu geben, für ein stressfreies Umfeld zu sorgen und sie nicht mit zu viel Zucker und industriell verarbeiteten Lebensmitteln zu quälen.

Am Ende unserer Expedition waren wir vielleicht nicht um Meilen schlanker, aber wir waren um einiges klüger. Wir hatten verstanden, dass Gesundheit mehr ist als nur die Abwesenheit von Krankheit und dass unser Bauchgefühl oft eine tiefere Bedeutung hat, als wir denken. Es ist die Stimme unserer inneren Mitbewohner, die uns signalisieren, was ihnen guttut und was nicht.

Und auch wenn Thomas immer noch lieber zu einem Steak als zu einem Teller Sauerkraut greift, hat er doch gelernt, dass eine Handvoll Nüsse oder ein Vollkornbrot nicht nur ihn, sondern auch seine kleinen Freunde im Darm glücklich machen kann. Unsere Mikrobiom-Expedition war also kein Sprint zum Wunschgewicht, sondern eher ein Marathonlauf hin zu einem besseren Verständnis unseres eigenen Körpers und einem gesünderen Lebensstil. Und das ist weit mehr wert als jede Zahl auf der Waage. Es ist ein gutes Bauchgefühl, das bleibt.

Ballaststoffe: Freund oder Feind auf dem stillen Örtchen?

Nachdem wir uns auf unserer Mikrobiom-Expedition mit den winzigen Bewohnern unseres Darms angefreundet und gelernt hatten, dass diese kleinen Kerlchen eine Vorliebe für spezielle Nahrung haben, rückte ein Nährstoff in den Fokus unserer Aufmerksamkeit, der bisher eher ein Schattendasein gefristet hatte: Ballaststoffe. Klingt erstmal nicht besonders sexy. Eher nach etwas Sperrigem, Unverdaulichem, das man lieber meidet. Aber die Wissenschaft – und mein lieber Thomas, der sich mal wieder in ein neues Gesundheitsthema verbissen hatte – belehrte uns eines Besseren. Ballaststoffe sollten wahre Superhelden für unsere Verdauung sein, Sattmacher, Blutzuckerstabilisatoren und eben Futter für unsere guten Darmbakterien. Das Problem war nur: Unsere bisherigen Erfahrungen mit einer ballaststoffreichen Ernährung waren, sagen wir mal, zwiespältig und oft mit längeren Aufenthalten auf dem stillen Örtchen verbunden.

Thomas, der sich sonst eher für die technischen Details von Autos oder die neuesten Fußballergebnisse interessierte, wurde plötzlich zum Ballaststoff-Experten. Er las Artikel, schaute Dokumentationen und referierte mir beim Abendessen über die wundersamen Wirkungen von löslichen und unlöslichen Ballaststoffen, über Pektin, Inulin und Zellulose. „Sandra, wir müssen mehr Vollkorn essen! Mehr Hülsenfrüchte! Mehr Leinsamen! Unsere Verdauung wird es uns danken!", verkündete er mit dem Eifer eines Missionars.

Ich war skeptisch. Meine Erinnerungen an frühere Vollkorn-Experimente waren geprägt von einem Gefühl der Schwere im Magen und einer… nun ja, nennen wir es mal „regen Darmtätigkeit", die nicht immer zum passenden Zeitpunkt einsetzte. Die Vorstellung, unseren Speiseplan nun radikal auf „braun statt weiß" umzustellen und täglich Linsen- und Bohnengerichte zu verzehren, löste bei mir eher ein mulmiges Gefühl aus – im wahrsten Sinne des Wortes.

Aber Thomas war nicht zu bremsen. Er kaufte Vollkornbrot, das so dunkel und kompakt war, dass man damit vermutlich Nägel in die Wand hätte schlagen können.

Er deckte sich mit verschiedenen Sorten von Hülsenfrüchten ein, deren Zubereitung allein schon eine halbe Wissenschaft für sich war (Einweichen! Kochzeiten beachten! Bloß nicht zu viel auf einmal essen!). Und er streute Leinsamen und Chiasamen über alles, was nicht bei drei auf den Bäumen war – Joghurt, Müsli, sogar über den Salat.

Unsere Küche verwandelte sich in ein Ballaststoff-Testlabor. Morgens gab es Haferflocken mit Früchten und Samen (Thomas nannte es „Power-Frühstück", ich nannte es „Zementmischung"). Mittags oft einen Salat mit Kichererbsen oder Linsen (der zwar sättigte, aber auch für eine gewisse Geräuschkulisse im Büro sorgte). Und abends dann vielleicht ein Vollkornnudelgericht mit viel Gemüse oder ein Chili con (oder eher sin) Carne mit extra vielen Bohnen.

Die Auswirkungen auf unsere Verdauung ließen nicht lange auf sich warten. Am Anfang fühlten wir uns oft aufgebläht und hatten mit Bauchgrummeln zu kämpfen. Das stille Örtchen wurde zu einem häufiger frequentierten Ort. Thomas, der sonst eher zu denjenigen gehörte, die „mal müssen, wenn sie müssen", entwickelte plötzlich eine Art Toiletten-Tourenplan. Ich lernte, immer eine Notfall-Rolle Toilettenpapier in der Handtasche zu haben – man wusste ja nie.

Es gab Tage, da fühlten wir uns wie wandelnde Biogasanlagen. Jede Bewegung schien neue innere Winde freizusetzen. Gesellschaftliche Anlässe wurden zur Herausforderung. Ein Kinobesuch? Nur mit vorherigem „Entleerungsstopp". Ein romantisches Abendessen im schicken Restaurant? Hoffentlich gab es eine gut schallisolierte Toilette. Thomas kommentierte die Situation mit seinem üblichen Galgenhumor: „Ich glaube, ich könnte bald meinen eigenen Energieversorger gründen. Nachhaltig und regional produziert!"

Wir lernten auf die harte Tour, dass eine plötzliche Erhöhung der Ballaststoffzufuhr den Darm ganz schön überfordern kann. Es ist wie bei einem untrainierten Muskel, den man plötzlich mit einem Marathonlauf konfrontiert. Er rebelliert. Wir mussten lernen, die Dosis langsam zu steigern und unserem Verdauungssystem Zeit zu geben, sich an die neue Faserflut zu gewöhnen.

Aber wir lernten auch die positiven Seiten kennen. Nachdem sich unser Darm an die neue Kost gewöhnt hatte, fühlten wir uns tatsächlich besser. Die Verdauung wurde regelmäßiger, das Völlegefühl nach dem Essen ließ nach, und wir waren länger satt. Die Blutzuckerspiegel-Achterbahnfahrten, die uns oft nach zuckerreichen Mahlzeiten geplagt hatten, wurden seltener. Und ja, auch das stille Örtchen wurde wieder zu einem Ort der friedlichen Erledigung und nicht mehr zu einer Notrufzentrale.

Wir entdeckten die Vielfalt der ballaststoffreichen Lebensmittel. Es gab nicht nur das steinhart gebackene Vollkornbrot, sondern auch leckere Alternativen wie Quinoa, Amaranth oder Buchweizen. Wir lernten, Hülsenfrüchte so zuzubereiten, dass sie bekömmlicher wurden (langes Einweichen, Gewürze wie Kümmel oder Fenchel). Und wir fanden heraus, dass Obst und Gemüse nicht nur Vitamine, sondern eben auch wertvolle Ballaststoffe liefern.

Die größte Überraschung für mich war, dass ich mich an den Geschmack von Vollkornprodukten gewöhnte und sie sogar lecker fand. Das kernige Brot, die nussigen Nudeln – es war eine neue Geschmackswelt, die sich uns eröffnete. Thomas wurde bald zum echten Fan von Linsensuppe und Kichererbsen-Curry.

Natürlich gab es immer noch Tage, an denen die Ballaststoffe uns einen Streich spielten. Ein Bohneneintopf, der etwas zu enthusiastisch gewürzt war, konnte immer noch zu unvorhergesehenen akustischen Begleiterscheinungen führen. Aber wir lernten, damit umzugehen und es mit Humor zu nehmen. Schließlich waren wir ja auf einer Mission für unsere Gesundheit!

Die Frage, ob Ballaststoffe nun Freund oder Feind auf dem stillen Örtchen sind, lässt sich also nicht so einfach beantworten. Am Anfang können sie für Unruhe und häufige Toilettenbesuche sorgen. Aber wenn man ihnen Zeit gibt, sich mit dem Verdauungssystem anzufreunden, und wenn man lernt, sie richtig zu dosieren und zuzubereiten, dann werden sie zu wertvollen Verbündeten. Zu Freunden, die uns helfen, uns gesünder, fitter und wohler in unserer Haut zu fühlen.

Heute sind Ballaststoffe ein fester Bestandteil unserer Ernährung. Wir übertreiben es nicht mehr, aber wir achten darauf, genügend davon zu uns zu nehmen. Und das stille Örtchen? Ist meistens ein Ort des Friedens. Außer vielleicht nach Thomas' berüchtigtem Drei-Bohnen-Chili. Aber das ist eine andere Geschichte… Und ein Hoch auf die Verdauung, die uns immer wieder zeigt, wie komplex und wunderbar unser Körper funktioniert.

Wie man Wanderstiefel und Schrittzähler lieben lernt

Nachdem wir die kulinarischen Minenfelder der Diätwelt durchquert, uns mit unserer Darmflora auf Du und Du gestellt und die Tücken der Ballaststoffe am eigenen Leib (und auf dem stillen Örtchen) erfahren hatten, stand eine neue, vermeintlich simple Herausforderung vor der Tür: 10.000 Schritte pro Tag. Zehntausend! Das klang erstmal nach einer unvorstellbaren Distanz, nach einer täglichen Völkerwanderung, die man nur mit professioneller Ausrüstung und einem unerschütterlichen Willen bewältigen konnte. Thomas, mein lieber Gatte, der bei dem Wort Sport bisher eher an die Fernbedienung als an Laufschuhe dachte, war zunächst, sagen wir mal, mäßig begeistert. „Zehntausend? Sandra, das ist ja fast ein Marathon! Jeden Tag! Wollen wir nicht lieber unsere Kalorien durch intensives Nachdenken verbrennen?"

Aber die Verlockung war da. Überall las man von den wundersamen Wirkungen dieser magischen Zahl: mehr Fitness, bessere Laune, ein angekurbelter Stoffwechsel und vielleicht sogar ein paar Pfunde weniger auf der Waage. Und das alles, ohne sich im Fitnessstudio abquälen oder komplizierte Übungen erlernen zu müssen. Einfach nur gehen. Das klang doch eigentlich machbar, oder?

Unser erster Schritt (Wortspiel beabsichtigt) war die Anschaffung von Schrittzählern. Thomas, als Technik-Liebhaber, entschied sich natürlich für ein High-Tech-Modell mit GPS, Schlafanalyse und der Fähigkeit, ihm wahrscheinlich auch noch den Kaffee zu kochen. Ich begnügte mich mit einem einfacheren Gerät, das einfach nur zählte. Der erste Tag mit den neuen Gadgets war ernüchternd. Nach einem ganz normalen Arbeitstag mit dem üblichen Hin und Her zwischen Schreibtisch, Kaffeemaschine und Toilette zeigte mein Zähler gerade mal klägliche 3.000 Schritte an. Thomas' Super-Uhr war kaum optimistischer. „Das kann doch nicht sein!", rief er. „Ich war doch heute Morgen extra beim Bäcker zu Fuß!" Der Bäcker war 200 Meter entfernt.

Es wurde uns schlagartig klar: 10.000 Schritte kamen nicht von alleine. Man musste sie sich aktiv erarbeiten.

Unser Ehrgeiz war geweckt. Wir begannen, jede Gelegenheit zum Gehen zu nutzen. Die Treppe statt des Aufzugs (auch wenn wir im dritten Stock wohnten und Thomas nach jedem Aufstieg klang wie eine Dampflokomotive kurz vor der Explosion). Der längere Weg zum Supermarkt. Ein kleiner Spaziergang in der Mittagspause. Wir wurden zu wahren Schritt-Jägern.

Die ersten Tage waren hart. Unsere Füße schmerzten, unsere Motivation schwankte, und die 10.000 Schritte schienen oft unerreichbar. Abends saßen wir manchmal auf dem Sofa, starrten auf unsere Schrittzähler und stellten fest, dass noch 2.000 Schritte fehlten. Dann begann das berühmte „Wohnzimmer-Wandern". Wir tigerten wie eingesperrte Löwen durch die Wohnung, vom Wohnzimmer in die Küche, ins Schlafzimmer und zurück, immer wieder, bis die magische Zahl endlich erreicht war. Unsere Nachbarn müssen gedacht haben, wir hätten einen Dachschaden. Thomas versuchte sogar, den Schrittzähler an unseren Hund anzubringen, aber der verweigerte die Kooperation und schaute ihn nur vorwurfsvoll an.

Wir merkten schnell, dass unsere normalen Alltagsschuhe für diese neue Leidenschaft nicht wirklich geeignet waren. Blasen, Druckstellen und schmerzende Fußsohlen waren die Folge. Also stand die nächste Investition an: richtige Wanderstiefel! Wir fühlten uns wie Reinhold Messner kurz vor der nächsten Himalaya-Expedition, als wir im Outdoor-Laden standen und uns durch unzählige Modelle probierten. Thomas entschied sich für ein Paar, das so robust aussah, als könnte man damit problemlos den Mount Everest besteigen. Ich wählte ein etwas leichteres Modell, das aber immer noch sehr professionell wirkte. Und eigentlich – wenn wir ehrlich sind – schossen wir mit unseren High-Tech-Trekking-Stiefeln weit über das Ziel hinaus. Schließlich ging es uns „nur" um 10.000 Schritte und nicht eine mehrwöchige Expedition ins Hochgebirge.

Mit unseren neuen Wanderstiefeln und den Schrittzählern am Handgelenk fühlten wir uns wie echte Profi-Geher. Wir begannen, unsere Umgebung neu zu entdecken.

Der nahegelegene Park, den wir bisher nur vom Auto aus gesehen hatten, wurde zu unserem täglichen Trainingsgelände.

Wir erkundeten Waldwege, Feldwege und kleine Gassen, von deren Existenz wir vorher nichts geahnt hatten.

Es entwickelte sich eine Art sportlicher Wettkampf zwischen uns. „Wie viele Schritte hast du schon?", war oft die erste Frage am Abend. Wir verglichen unsere Ergebnisse, freuten uns über persönliche Rekorde und stachelten uns gegenseitig an. Manchmal versuchten wir auch, den anderen auszutricksen. Thomas behauptete steif und fest, seine Uhr würde mehr Schritte zählen, wenn er energischer mit den Armen schwang. Ich versuchte, durch besonders schnelles Tippen auf der Tastatur ein paar „Phantom-Schritte" zu ergaunern – funktionierte leider nicht.

Das Schöne am Gehen war, dass man es fast überall und jederzeit machen konnte. Wir nutzten Wartezeiten, um ein paar Extra-Schritte zu sammeln. Wir stiegen eine Haltestelle früher aus dem Bus aus. Wir machten kleine Umwege, nur um den Zählerstand zu erhöhen. Das Gehen wurde zu einer Art Meditation, zu einer Möglichkeit, den Kopf freizubekommen und den Alltagsstress hinter sich zu lassen.

Natürlich gab es auch Tage, an denen die Motivation im Keller war. Regenwetter, Müdigkeit oder einfach nur keine Lust. Dann half nur eiserne Disziplin – oder die Aussicht auf Thomas' enttäuschtes Gesicht, wenn ich mein Tagesziel nicht erreichte. Manchmal war es auch einfach nur komisch. Ich erinnere mich an einen Abend, an dem uns noch 500 Schritte fehlten und wir in unseren Schlafanzügen und Wanderstiefeln wie zwei Verrückte um den Wohnzimmertisch kreisten, bis der Schrittzähler endlich grünes Licht gab.

Mit der Zeit wurde das Gehen zur Gewohnheit. Die 10.000 Schritte waren nicht mehr eine unüberwindbare Hürde, sondern ein erreichbares Ziel. Unsere Fitness verbesserte sich spürbar. Wir fühlten uns energiegeladener, schliefen besser und hatten das Gefühl, unserem Körper etwas Gutes zu tun. Die Wanderstiefel, anfangs noch steif und unbequem, wurden zu treuen Begleitern, die uns schon viele Kilometer getragen hatten.

Wir lernten, die kleinen Dinge am Wegesrand zu schätzen: eine blühende Blume, ein Eichhörnchen, das über den Weg huschte, das Spiel von Licht und Schatten im Wald. Das Gehen entschleunigte unser Leben und öffnete unsere Augen für die Schönheit der Natur, die wir vorher oft übersehen hatten.

Und ja, auch die Waage zeigte irgendwann positive Veränderungen. Nicht so rasant wie bei einer Crash-Diät, aber langsam und stetig. Das war aber eigentlich nur noch ein angenehmer Nebeneffekt. Viel wichtiger war das Gefühl, fit und aktiv zu sein und etwas für unsere Gesundheit zu tun.

Heute sind die 10.000 Schritte ein fester Bestandteil unseres Lebens. Der Schrittzähler ist kein Diktator mehr, sondern ein freundlicher Motivator. Die Wanderstiefel stehen immer griffbereit an der Tür. Wir haben gelernt, sie zu lieben – nicht weil sie uns zu schlanken Supermodels machen, sondern weil sie uns zu mehr Bewegung, mehr Naturerlebnissen und einem insgesamt gesünderen und glücklicheren Leben verhelfen. Und manchmal, wenn Thomas mal wieder versucht, durch exzessives Armwedeln seinen Schrittzähler zu überlisten, muss ich einfach nur schmunzeln. Denn am Ende zählt nicht nur jeder Schritt, sondern auch der Spaß, den man dabei hat. Und davon hatten wir auf unserer 10.000-Schritte-Reise jede Menge.

Radfahren für Anfänger

Als wir die Kunst des 10.000-Schritte-Zählens gemeistert und unsere Wanderstiefel zu treuen Begleitern erklärt hatten, suchten wir nach einer weiteren sportlichen Herausforderung. Eine, die vielleicht etwas mehr Tempo versprach und uns erlaubte, größere Distanzen zurückzulegen. Die Wahl fiel aufs Radfahren. Klingt erstmal idyllisch, oder? Sanft durch blühende Landschaften gleiten, den Wind in den Haaren spüren, die Freiheit auf zwei Rädern genießen. Die Realität für Anfänger, insbesondere für meinen lieben Thomas, der seit seiner Jugend nicht mehr ernsthaft im Sattel gesessen hatte, sah allerdings etwas anders aus.

Unser erster Schritt war die Beschaffung der nötigen Ausrüstung. Wir kramten unsere alten Fahrräder aus dem Keller, die dort seit Jahren ein trauriges, von Spinnweben überzogenes Dasein fristeten. Thomas' Rad, ein Relikt aus seiner Studentenzeit, sah aus, als hätte es schon mehrere Weltkriege überlebt. Mein eigenes war nicht viel besser. Nach einer gründlichen Reinigung und einer liebevollen Ölkur schienen sie zumindest wieder fahrtüchtig. Dachten wir.

Die erste Probefahrt war ein Abenteuer für sich. Thomas schwankte auf seinem alten Drahtesel wie ein Seemann bei schwerem Seegang. Die Gangschaltung klemmte, die Bremsen quietschten wie ein gequältes Meerschweinchen, und der Sattel… oh, dieser Sattel! Er war hart, unnachgiebig und schien darauf ausgelegt zu sein, dem Fahrer maximale Schmerzen zuzufügen. „Sandra", stöhnte Thomas nach den ersten hundert Metern, „ich glaube, dieser Sattel ist gar keiner, sondern eher ein Folterinstrument aus dem Mittelalter!"

Ich konnte ihm nur zustimmen. Mein Hintern meldete ebenfalls Protest an.

Wir erkannten schnell: Radfahren für Anfänger ist nicht nur eine Frage der Kondition, sondern auch des richtigen Materials. Und vor allem des richtigen Sattels. Wir investierten also in neue, ergonomisch geformte Sättel, die versprachen, das Sitzfleisch zu schonen. Und siehe da, es wurde besser.

Nicht perfekt, aber immerhin konnten wir jetzt längere Strecken fahren, ohne das Gefühl zu haben, auf einem Nagelbrett zu sitzen.

Unsere ersten gemeinsamen Radtouren waren malerisch und manchmal auch unfreiwillig komisch. Wir wählten bewusst flache Strecken, um unsere untrainierten Muskeln nicht gleich zu überfordern. Dennoch schien jede noch so kleine Steigung für Thomas zu einer unüberwindbaren Herausforderung zu werden. Er schnaufte, keuchte und fluchte, während ich versuchte, ihn mit aufmunternden Worten bei Laune zu halten. „Denk an die schöne Aussicht oben! Und an das kühle Getränk danach!" Manchmal half es. Manchmal auch nicht.

Ein wiederkehrendes Problem war die Orientierung. Obwohl wir uns mit Karten und Navigations-Apps ausgerüstet hatten, schafften wir es regelmäßig, uns zu verfahren. Wir landeten auf holprigen Feldwegen, standen vor unüberwindbaren Zäunen oder drehten uns im Kreis. Thomas, der sonst bei technischen Dingen immer den Durchblick hatte, schien beim Fahrrad-Navigieren jeglichen Orientierungssinn zu verlieren. „Ich glaube, mein innerer Kompass ist kaputt", murmelte er dann und starrte ratlos auf die Karte.

Ein weiteres Highlight unserer Anfänger-Radtouren waren die Begegnungen mit anderen Radfahrern. Da gab es die Profis in ihren hautengen Lycra-Anzügen, die mit einer Geschwindigkeit an uns vorbeischossen, dass uns Hören und Sehen verging. Sie warfen uns oft mitleidige Blicke zu, als wollten sie sagen: „Arme Anfänger, die wissen ja gar nicht, was sie tun." Und dann gab es die gemütlichen Sonntagsradler, die uns mit einem freundlichen „Hallo" grüßten und uns manchmal sogar nützliche Tipps für die Streckenwahl gaben.

Wir lernten, dass Radfahren nicht nur Beinarbeit ist, sondern auch Kopfsache. Es erfordert Konzentration, vorausschauendes Fahren und die Fähigkeit, auch mal über sich selbst lachen zu können – zum Beispiel, wenn man versucht, an einer Ampel abzusteigen und dabei fast das Gleichgewicht verliert. Oder wenn man vergisst, rechtzeitig herunterzuschalten und dann mitten am Berg stehen bleibt.

Trotz aller anfänglichen Schwierigkeiten fanden wir langsam Gefallen am Radfahren. Es war ein wunderbares Gefühl, die Landschaft an sich vorbeiziehen zu sehen, den Fahrtwind zu spüren und neue Orte zu entdecken. Wir wurden mutiger, wagten uns an längere Strecken und sogar an ein paar kleinere Hügel. Thomas' Kondition verbesserte sich zusehends, und er begann, das Radfahren tatsächlich zu genießen. „Das ist ja wie Fliegen, nur langsamer!", meinte er einmal euphorisch, als wir eine lange Abfahrt hinuntersausten.

Wir lernten auch die Freuden einer zünftigen Radlerpause kennen. Ein kühles Getränk, ein Stück Kuchen oder ein herzhaftes Vesper schmeckten nach einer anstrengenden Tour doppelt so gut. Und es war eine gute Gelegenheit, sich mit anderen Radfahrern auszutauschen und neue Tourentipps zu bekommen.

Natürlich gab es auch weiterhin Momente des Frustes. Ein platter Reifen mitten im Nirgendwo. Ein plötzlicher Regenschauer, der uns bis auf die Knochen durchnässte. Oder ein besonders fieser Anstieg, der uns an den Rand der Verzweiflung brachte. Aber wir gaben nicht auf. Wir lernten, Reifen zu flicken, uns mit Regenkleidung auszurüsten und auch steile Berge mit Geduld und Ausdauer zu bezwingen.

Das Radfahren wurde zu einer neuen gemeinsamen Leidenschaft. Wir planten Wochenendausflüge, entdeckten wunderschöne Radwege entlang von Flüssen und Seen und freuten uns über jeden neu errungenen Kilometer. Der Sattel war zwar immer noch kein sanftes Ruhekissen, aber er war auch kein Folterinstrument mehr. Er war einfach ein Teil des Fahrrads, der uns ermöglichte, die Welt auf zwei Rädern zu erkunden.

Heute sind wir zwar immer noch keine Profi-Radrennfahrer, aber wir sind begeisterte Freizeitradler. Wir wissen, dass der Anfang manchmal holprig sein kann und dass ein schmerzender Hintern dazugehört. Aber wir wissen auch, dass es sich lohnt, dranzubleiben. Denn das Gefühl von Freiheit und Unabhängigkeit, das einem das Radfahren gibt, ist unbezahlbar.

Und wer weiß, vielleicht schaffen wir es ja irgendwann sogar, eine Alpenüberquerung zu machen. Aber bis dahin genießen wir einfach unsere gemütlichen Touren durch die heimische Landschaft – und freuen uns auf die nächste verdiente Radlerpause mit einem großen Stück Apfelstrudel.

Usedom, wir kommen gerollt!

Nachdem wir diverse sportliche Disziplinen von Nordic Walking über verkapptes Wohnzimmer-Wandern bis hin zum Sattel-Survival-Training auf dem Fahrrad gemeistert hatten, fühlten wir uns bereit für eine größere Herausforderung: eine richtige Fahrradtour! Nicht nur mal eben um den Block oder zum nächsten Biergarten, sondern ein mehrtägiges Abenteuer, bei dem wir unsere neu gewonnene Fitness und unsere Leidensfähigkeit unter Beweis stellen konnten. Die Idee einer Kreuzfahrt hatten wir längst verworfen – viel zu passiv, viel zu viel Essen und viel zu wenig echte Bewegung. Nein, wir wollten uns unsere Erholung verdienen, Kilometer für Kilometer, Schweißtropfen für Schweißtropfen. Unser Ziel: die Sonneninsel Usedom. „Usedom, wir kommen gerollt!", verkündete Thomas mit einer Mischung aus Abenteuerlust und leichter Panik in der Stimme.

Die Vorbereitungen für unsere „Usedom-Expedition per Pedale" waren fast so aufregend wie die Tour selbst. Wir studierten Karten, planten Etappen, buchten fahrradfreundliche Unterkünfte und packten unsere Satteltaschen. Letzteres erwies sich als besondere Herausforderung. Wie viel Kleidung braucht man wirklich? Reichen drei Unterhosen für fünf Tage? Ist ein Föhn überlebenswichtig? Thomas, der Pragmatiker, beschränkte sich auf das Nötigste. Ich hingegen neigte dazu, für alle Eventualitäten gerüstet sein zu wollen – inklusive drei verschiedener Bücher, falls mir langweilig werden sollte. Am Ende sahen unsere bepackten Fahrräder aus wie schwer beladene Packesel, und wir fragten uns, ob wir damit überhaupt noch vom Fleck kommen würden.

Der Start unserer Tour war vielversprechend. Die Sonne schien, die Vögel zwitscherten, und wir traten voller Elan in die Pedale. Die ersten Kilometer flogen nur so dahin. „Das ist ja ein Klacks!", rief Thomas euphorisch. „Usedom, wir sind quasi schon da!" Ich war etwas zurückhaltender, denn ich ahnte, dass die wahren Herausforderungen noch auf uns warteten. Und sie ließen nicht lange auf sich warten. Die erste nennenswerte Steigung entpuppte sich als fieser Wadentöter, der uns zwang, zu schieben.

Der Wind, anfangs noch ein sanfter Begleiter, drehte sich und blies uns unbarmherzig ins Gesicht. Und dann kam der Regen. Nicht nur ein kleiner Schauer, sondern ein ausgewachsener Wolkenbruch, der uns innerhalb von Minuten bis auf die Knochen durchnässte und die Wege in schlammige Rutschbahnen verwandelte. Unsere Stimmung sank proportional zur Temperatur. „Ich glaube, eine Kreuzfahrt wäre doch nicht so schlecht gewesen", murmelte Thomas, während er versuchte, seine tropfnasse Brille zu putzen.

Aber wir sind ja keine Weicheier! Wir zogen unsere Regenponchos über (die uns aussahen ließen wie bunte Müllsäcke auf Rädern), bissen die Zähne zusammen und kämpften uns weiter. Wir lernten, dass Fahrrad fahren bei Gegenwind und Regen eine ganz besondere Form der Selbstkasteiung ist. Aber wir lernten auch, dass man selbst unter widrigsten Bedingungen noch lachen kann – zum Beispiel, als Thomas versuchte, mit seinen klammen Fingern ein Müsliriegel aus der Verpackung zu fummeln und dabei fast vom Rad fiel.

Die Landschaft, die wir durchquerten, war wunderschön – wenn man sie denn durch den Regenschleier erkennen konnte. Sanfte Hügel, grüne Wälder, malerische Dörfer. Wir sahen Kühe auf der Weide, Störche in ihren Nestern und manchmal sogar Rehe am Waldrand. Es waren diese kleinen Momente, die uns immer wieder motivierten und uns die Strapazen vergessen ließen.

Ein besonderes Highlight jeder Etappe war die Ankunft in unserer Unterkunft. Nach Stunden im Sattel fühlte sich ein warmes Zimmer und eine heiße Dusche an wie der Himmel auf Erden. Und das Abendessen! Oh, dieses Abendessen! Wir hatten das Gefühl, seit Tagen nichts mehr gegessen zu haben, und stürzten uns auf alles, was uns vorgesetzt wurde. Kalorienzählen war für diese Woche tabu. Wir hatten uns schließlich jeden Bissen redlich verdient.

Wir lernten auf unserer Tour auch andere Radreisende kennen. Menschen jeden Alters und jeder Couleur, die alle die gleiche Leidenschaft teilten. Man grüßte sich, tauschte Erfahrungen aus, gab sich gegenseitig Tipps für die Strecke oder warnte vor besonders fiesen Anstiegen.

Es entstand ein Gefühl der Zusammengehörigkeit, eine Art „Bruderschaft der Pedalritter".

Ein unvergessliches Erlebnis war die Begegnung mit einem älteren Ehepaar, das mit seinen E-Bikes scheinbar mühelos an uns vorbeizog, während wir uns gerade einen steilen Berg hinaufquälten. „Keine Sorge", rief uns der Mann zu, „in eurem Alter sind wir auch noch ohne Motor gefahren!" Das war zwar nicht unbedingt aufmunternd, aber immerhin hatten wir etwas zu lachen.

Die letzten Kilometer nach Usedom fühlten sich an wie ein Triumphzug. Wir waren müde, unsere Muskeln schmerzten, und unsere Hintern hatten definitiv schon bessere Tage gesehen. Aber wir hatten es geschafft! Wir waren auf Usedom angekommen – waren gerollt, hatten geschwitzt und manchmal auch geflucht, aber wir waren da!

Das Gefühl, das Ziel erreicht zu haben, war unbeschreiblich. Stolz, Erleichterung und eine große Portion Selbstzufriedenheit machten sich in uns breit. Wir hatten bewiesen, dass wir auch größere Herausforderungen meistern konnten und dass eine Fahrradtour viel mehr sein kann als nur eine sportliche Betätigung. Es war ein Abenteuer, eine Grenzerfahrung und eine wunderbare Möglichkeit, Land und Leute auf eine ganz besondere Art und Weise kennenzulernen.

Die Tage auf Usedom genossen wir in vollen Zügen. Wir lagen am Strand, aßen Fischbrötchen, erkundeten die Seebäder und ließen unsere geschundenen Körper zur Ruhe kommen. Aber schon bald spürten wir wieder dieses Kribbeln in den Beinen, diese Lust, uns wieder in den Sattel zu schwingen.

Unsere erste große Fahrradtour war definitiv kein Spaziergang. Sie war anstrengend, manchmal frustrierend, aber vor allem war sie eines: unvergesslich.

Sie hat uns gezeigt, wozu wir fähig sind, hat unseren Zusammenhalt gestärkt und uns viele lustige und bewegende Momente beschert. Und auch wenn wir uns geschworen haben, beim nächsten Mal vielleicht doch ein E-Bike in Erwägung zu ziehen, sind wir uns sicher:

Das war definitiv nicht unser letzter Rad-Urlaub. Und wenn das Abenteuer ruft, dann kommen wir wieder gerollt! Die Kreuzfahrt kann warten.

Vom Urlaub am Pool zum Gipfelglück

„Schatz, erinnerst du dich noch an unsere früheren Urlaube? Die, bei denen die größte körperliche Anstrengung darin bestand, sich vom Liegestuhl zum Pool und von dort zur All-inclusive-Bar zu bewegen? Die, bei denen unsere sportliche Aktivität sich auf das Wenden des Buches und das gelegentliche Anheben des Cocktailglases beschränkte?", sinnierte Thomas eines Abends nach unserem Fahrrad-Abenteuer. Ja, das waren Zeiten. Bequeme Zeiten. Aber auch, seien wir ehrlich, total langweilig. Nachdem wir nun aber die Freuden (und manchmal auch die Leiden) des Gehens, Radfahrens und diverser anderer sportlicher Experimente für uns entdeckt hatten, war klar: Das war Schnee von gestern. Von nun an sollte jeder Urlaub anders werden. Aktiver. Abenteuerlicher. Wir wollten nie mehr nur faul am Pool liegen und uns die Sonne auf den Bauch scheinen lassen. Wir wollten Berge versetzen – oder zumindest auf sie hinaufkraxeln.

Die Idee, einen Wanderurlaub in den Alpen zu machen, kam von Thomas. Ja, genau der Thomas, der früher schon bei dem Gedanken an eine kleine Wanderung Schweißausbrüche bekam. Aber unsere Usedom-Radtour hatte offenbar ungeahnte Energien in ihm freigesetzt. „Sandra", verkündete er eines Abends mit leuchtenden Augen, „wir gehen wandern! Richtig wandern! Mit Rucksack, Wanderstiefeln und Gipfelkreuz!" Ich war, ehrlich gesagt, etwas skeptisch. Ich sah uns schon nach der ersten halben Stunde keuchend am Wegesrand sitzen, während uns gut gelaunte Rentner mit Wanderstöcken überholten. Aber Thomas' Enthusiasmus war ansteckend. Und die Vorstellung, von einem Berggipfel auf die Welt hinunterzublicken, hatte durchaus ihren Reiz.

Also tauschten wir Badehose und Sonnencreme gegen Funktionskleidung und Blasenpflaster. Unsere Vorbereitung bestand darin, unzählige Wanderführer zu wälzen, uns mit atmungsaktiver Kleidung einzudecken (die uns das Gefühl gab, für eine Himalaya-Expedition gerüstet zu sein) und unsere alten Wanderstiefel wiederzubeleben.

Die hatten seit unserer 10.000-Schritte-Phase zwar schon einige Kilometer auf dem Buckel, aber für echte Bergtouren mussten sie erst noch ihre Tauglichkeit beweisen.

Unser erstes Ziel war ein malerisches Tal in Österreich, umgeben von imposanten Berggipfeln, die uns ehrfürchtig nach oben blicken ließen. Die erste Wanderung war, sagen wir mal, eine Charakterprüfung. Der Weg war steiler, als er auf der Karte ausgesehen hatte. Die Sonne brannte unbarmherzig vom Himmel. Und mein Rucksack fühlte sich an, als hätte ich Ziegelsteine eingepackt. Thomas, der vorab noch großspurig verkündet hatte, er würde „die Berge im Sturm erobern", schnaufte schon nach kurzer Zeit wie eine alte Dampflok. „Ich glaube", keuchte er, „meine Lunge hat die Größe einer Erbse."

Wir lernten schnell, dass Wandern in den Bergen eine andere Hausnummer ist als ein Spaziergang im heimischen Park. Es erfordert Ausdauer, Trittsicherheit und eine gute Portion Willenskraft. Und es lehrt einen Demut vor der Natur. Diese riesigen Felsmassive, die seit Millionen von Jahren dort standen, ließen uns unsere Winzigkeit spüren.

Aber wir lernten auch die unbeschreibliche Schönheit der Bergwelt kennen. Die klare Luft, die atemberaubenden Ausblicke, die bunten Almwiesen, die kleinen Gebirgsbäche mit ihrem kristallklaren Wasser. Jeder mühsame Schritt nach oben wurde belohnt mit einer neuen, noch spektakuläreren Perspektive.

Ein fester Bestandteil unserer Wanderungen wurden die Hüttenpausen. Nach stundenlangem Aufstieg schmeckte ein kühles Radler und ein deftiger Kaiserschmarrn auf einer Sonnenterrasse mit Panoramablick wie das Paradies auf Erden. Hier trafen wir andere Wanderer, tauschten Erfahrungen aus und lachten über unsere eigenen kleinen Missgeschicke. Zum Beispiel, als Thomas versuchte, einen kleinen Gebirgsbach auf wackeligen Steinen zu überqueren und dabei fast baden ging. Oder als ich feststellte, dass ich mein Basecap im Hotel vergessen hatte und mein Gesicht am Ende der Tour die Farbe einer Freiland-Tomate hatte.

Wir entdeckten eine neue Art von Urlaubsglück. Es war nicht das passive Entspannen am Pool, sondern das aktive Erleben der Natur, das Gefühl, etwas geleistet zu haben, und die Freude an der eigenen körperlichen Leistungsfähigkeit. Jeder erreichte Gipfel fühlte sich an wie ein kleiner persönlicher Sieg. Das obligatorische Gipfelfoto mit dem Gipfelkreuz im Hintergrund wurde zum Trophäenbild, das wir stolz unseren Freunden und Verwandten präsentierten.

Natürlich gab es auch Momente des Zweifelns. Muskelkater, der uns morgens kaum aus dem Bett kommen ließ. Plötzliche Wetterumschwünge, die uns zwangen, unsere Tour abzubrechen. Oder die Begegnung mit Kühen auf engen Wanderwegen, die Thomas, trotz seiner neu gewonnenen Abenteuerlust, immer noch mit größtem Respekt (oder war es doch eher Angst?) betrachtete.

Aber die positiven Erlebnisse überwogen bei Weitem. Wir lernten, unsere Grenzen zu erweitern, über uns hinauszuwachsen und die einfachen Dinge zu schätzen. Ein Schluck frisches Quellwasser, der Duft von Almkräutern, das Läuten von Kuhglocken in der Ferne.

Einer der unvergesslichsten Momente war, als wir nach einem besonders anstrengenden Aufstieg auf einem Gipfel standen und die Sonne langsam hinter den Bergen versank. Der Himmel färbte sich in den schönsten Rot- und Orangetönen, und unter uns breitete sich ein Meer aus Wolken aus. Es war ein magischer Augenblick, der uns tief berührte und uns zeigte, wie klein unsere Alltagssorgen im Angesicht dieser gewaltigen Naturkulisse waren.

Wer hätte das gedacht? Wir, die ehemaligen Pool-Liebhaber und All-inclusive-Fans, hatten das Wandern für uns entdeckt. Wir hatten gelernt, dass wahres Urlaubsglück nicht unbedingt mit Bequemlichkeit und Nichtstun einhergehen muss. Sondern dass es oft die Anstrengung ist, die Überwindung der eigenen Grenzen, die uns am Ende die größte Zufriedenheit schenkt.

Heute sind unsere Wanderstiefel unsere liebsten Urlaubsbegleiter. Wir planen unsere Reisen nicht mehr nach der Anzahl der Sterne des Hotels, sondern nach der Schönheit der Wanderwege und der Höhe der Gipfel.

Und auch wenn wir manchmal immer noch von einem entspannten Tag am Pool träumen – das Gefühl, nach einer anstrengenden Bergtour erschöpft, aber glücklich ins Bett zu fallen, ist einfach unbezahlbar. Vom Urlaub am Pool zum Gipfelglück – das war eine Reise, die uns nicht nur körperlich, sondern auch mental verändert hat. Und wer weiß, vielleicht wartet ja als Nächstes der Himalaya auf uns. Na ja, vielleicht erstmal nur die Zugspitze. Aber man soll ja bekanntlich niemals nie sagen!

Schlusswort

Und so, liebe Leidensgenossinnen und -genossen, liebe Mitstreiter im ewigen Kampf gegen den inneren Schweinehund und die Tücken der Waage, sind wir am Ende unserer kleinen, humorvollen Reise durch die Welt der gesunden Ernährung und sportlichen Betätigung angekommen. Was als zaghafter Versuch begann, ein paar überflüssige Pfunde loszuwerden, entwickelte sich zu einer wahren Odyssee – mit unzähligen Lachern, einigen Momenten der Verzweiflung (meistens auf steilen Berganstiegen oder vor einem Teller ungeliebten Gemüses) und der wunderbaren Erkenntnis, dass Gesundheit und Wohlbefinden nicht unbedingt mit Verzicht und Qual einhergehen müssen.

Wir haben gemeinsam mit Thomas, meinem tapferen Versuchskaninchen und liebevollen Ehemann, gelernt, dass Gemüse nicht der natürliche Feind des Mannes sein muss (zumindest nicht, wenn es gut getarnt ist). Wir haben die faszinierende Welt unserer Darmbakterien erkundet und festgestellt, dass diese kleinen Mitbewohner manchmal eine lautstarke Party feiern können. Wir haben die Vor- und Nachteile von Ballaststoffen am eigenen Leib erfahren und gelernt, dass 10.000 Schritte pro Tag anfangs eine echte Herausforderung sind, aber mit den richtigen Wanderstiefeln und einer Prise Ehrgeiz durchaus machbar werden.

Wir haben uns in den Sattel unserer Drahtesel geschwungen und erfahren, dass dieser definitiv härter ist als der Fernsehsessel, aber dennoch zu ungeahnten Glücksgefühlen führen kann – besonders wenn man endlich den Gipfel eines fiesen Anstiegs erreicht hat oder eine rasante Abfahrt genießt. Wir haben unsere Komfortzonen verlassen, die Kreuzfahrtpläne über Bord geworfen und uns stattdessen auf abenteuerliche Radtouren und schweißtreibende Wanderungen begeben. Wer hätte gedacht, dass wir, die einstigen Pool-Champions und All-inclusive-Experten, eines Tages das Gipfelglück dem Cocktail am Strand vorziehen würden?

Klar, es gab Rückschläge, Momente des Zweifelns und Tage, an denen die Motivation im Keller war.

Aber wir haben uns nicht entmutigen lassen, sondern sind immer wieder aufgestanden, haben neue Wege ausprobiert und vor allem: den Humor nicht verloren. Denn seien wir ehrlich, manchmal ist das Leben (und das Abnehmen) einfach zu komisch, um es ernst zu nehmen.

Was wir allen mit auf den Weg geben möchten, ist die Erkenntnis, dass es nicht den einen perfekten Weg zu einem gesünderen Leben gibt. Jeder muss seinen eigenen Rhythmus erkennen, seine eigenen Vorlieben entdecken und herausfinden, was ihm guttut und Spaß macht. Ob es nun das getarnte Gemüse ist, die tägliche Schrittjagd, die Erkundung der Umgebung mit dem Fahrrad oder das Erklimmen von Berggipfeln: Wichtig ist, dass man in Bewegung bleibt, sich bewusst ernährt und dabei die Freude am Leben nicht vergisst.

Auch sollte man nicht zu streng mit sich sein. Dazu gehört, sich Ausnahmen zu erlauben, Erfolge zu feiern und über kleine Missgeschicke zu lachen. Das Leben ist eine Reise, keine To-Do-Liste. Und wenn man dabei ein paar Kilo verliert und sich fitter und wohler fühlt – umso besser!

In diesem Sinne wünschen wir viel Spaß auf Ihrer ganz persönlichen Entdeckungsreise zu mehr Gesundheit und Wohlbefinden. Mögen Ihre Wanderstiefel immer bequem sein, Ihr Fahrradsattel nicht allzu sehr drücken und das Gemüse Ihnen niemals die Laune verderben. Und denken Sie immer daran: Ein Lächeln ist die beste Medizin – und verbrennt angeblich auch ein paar Kalorien!

Alles Liebe und bleiben Sie gesund (und humorvoll),

Ihre Sandra (und ein mittlerweile deutlich fitterer und gemüsetoleranterer Thomas)